Hitomi Kazuhiko Essays II

スキゾフレニアを読む

はじめに

「精神分裂病」から「統合失調症」への病名変更について、わが国において精神医学の教科書とされる『現代臨床精神医学』(金原出版)の「スキゾフレニア Schizophrenie」の和訳である精神分裂病では、「精神が分裂している病気」という意味から、精神が分裂していて何をするかわからない恐ろしい病気といった暗い印象をあたえ、差別や偏見を助長するため、当事者や家族会の要望をうけて、精神医学会で呼称を検討する委員会がもうけられることになった。その結果、人名を使用する「クレペリン・ブロイラー症候群」、原語表記による「スキゾフレニア」、そして病気による機能障害を平易な言葉であらわした「統合失調症」の三つの病名がえらばれ、一般の意見をもとにして統合失調症に決定された。六十年以上使用されてきた主要な疾患の呼称が治療やノーマライゼイション促進のために変更されたことは、わが国の精神医学、精神科医療の方向性をしめす意味で、歴史的にその意義はきわめて大きいと評価された。

これは、わが国の精神科医療において画期的な出来事であったことは確かである。しかし、呼称変更を契機として、スキゾフレニアという病名の誕生から一世紀にわたる困難なころの病気の精神病理と精神療法をめぐる歴史の流れが忘れさられることがあってはならない。病名の選択にあげられた「クレペリン・ブロイラー症候群」という呼称についても、それぞれの成立に関わる人物と歴史的背景を考えると、単純に併記されるべきものではない。

グレゴリ・ジルボークは『医学的心理学史』(一九七三年)のなかで、クレペリンにとって精神病者とは症状の集成であり、人類には大きな興味をいだきながら、人間に対してあまり興味をもたないという体系化の時代の子として、クレペリンは純粋に個人的なデータは考慮の外におくことによって、一般的病像にいたるという独特の立場に到達した。しかし、「この研究のなかで個人というものが見失われたことには、ほとんど気がつかなかったらしい」と述べている。さらにジルボークの指摘によれば、クレペリンの早発性痴呆についての予後的な見方は諸刃の剣となり、精神医学の進歩の全経過を遅らせるおそれがあった。そこに登場したのがブロイラーであり、「ブロイラーが早発性痴呆の概念全体を改訂して、この病気の名前を改めるまで推し進め、記述的精神医学を一見袋小路とみえたところから救いだした」としている。

エルヴィン・アッカークネヒトは『ヨーロッパ臨床精神医学史』(一九六二年)のなかで、

クレペリンは身体医学の傾向をもった折衷派であり、自分で解明した心理学は非常に少なかったと指摘している。それを審理して、その拡張と改良につとめたのがブロイラーであり、早発性痴呆が「痴呆に終わるのをつねとするものでは決してなく、精神分裂病に変化するのだという正しい指摘をおこなったことは大きな意味がある」、さらに「ブロイラーは無意識に関するフロイトの仕事を正統精神医学に移植するという大きな貢献をなしている」と評価している。

ヘルムート・キンドラーは『二十世紀心理学叢書』(一九八〇年)第十巻「ブロイラー学派」のなかで、クレペリンをはじめとするドイツの教授たちが共有した反ユダヤ主義のために、フロイトの研究を先入観なく研究し評価することが不可能になったのみならず、無防備の人々に対するのちのヒットラーの殺戮につながった、と批判している。精神医学、精神科医療の歴史を考えるとき、クレペリンとブロイラーを同列にあつかうことはできない。

ブロイラーは、精神科医は患者の生活史を詳細に研究すればするほど、その患者をよく知ることができると主張している。同じように、われわれが主任教授たちの人となり、理論的立場、その光と影、臨床実践などについて知れば知るほど、単なる診断名を超えて、精神医学の本質的なもの、統合失調症の本質的なものに触れることができるのではないだろうか。

今一度、統合失調症の精神病理と精神療法の歴史を振りかえり、先人たちの思想に触れることにより、明日への治療のヒントが得られるのではないか、これが本書を執筆した動機である。

ここでは、オイゲン・ブロイラーを創始者とするブロイラー学派、あるいはチューリッヒ学派とも呼ばれる研究者たちの学問的立場を中心に考えてみたい。なお、外国においては、病名の表記は変更されていないため、ブロイラーが提唱した「スキゾフレニア」を使用している。すでに発表されている著書、論文などに関しては一部「精神分裂病」という表記をもちいた。

第1章

精神分析をめぐる正統と異端、チューリッヒ学派

精神分裂病から統合失調症へ

二〇〇二年第十二回世界精神医学会が横浜で開催され、「精神分裂病」という病名が「統合失調症」へと変更されることが世界に公表され、わが国の精神科医療にとって画期的な学会となった。病名の印象から「精神が分裂する」のではないかという誤解にもとづく偏見を生みだし、患者のみならず家族をも長いあいだ苦しめてきた。

ヨーロッパにおいても、統合失調症の原語である「スキゾフレニア」の誤用は存在した。スキゾフレニアの命名者オイゲン・ブロイラーは、精神症状が顕著なスキゾフレニアとともに、潜在性スキゾフレニアの存在を認めていた。症状の組み合わせは最小にしか認められないが、それでもスキゾフレニアの疑いをもたせる場合である。治療の対象にはほとんどならないが、頻繁にみられるものであるとした。しかし、この「潜在性」スキゾフレニアには、性格、宗教的確信、政治的確信、生活スタイルなどにおいて、正常からの偏倚をしめす人々がふくまれる危険性がある。潜在性という診断により、その人間を社会から排除する危険がある。実際、この概念は暗示的な価値を有していたため、一部の国では政治犯やアウトサイダーなどを社会から排除する目的でもちいられた。ロシアでは反体制派に対する烙印として利用され、それを根拠に強制投薬され、持続的監禁されることになった。

精神分析をめぐる正統と異端、チューリッヒ学派

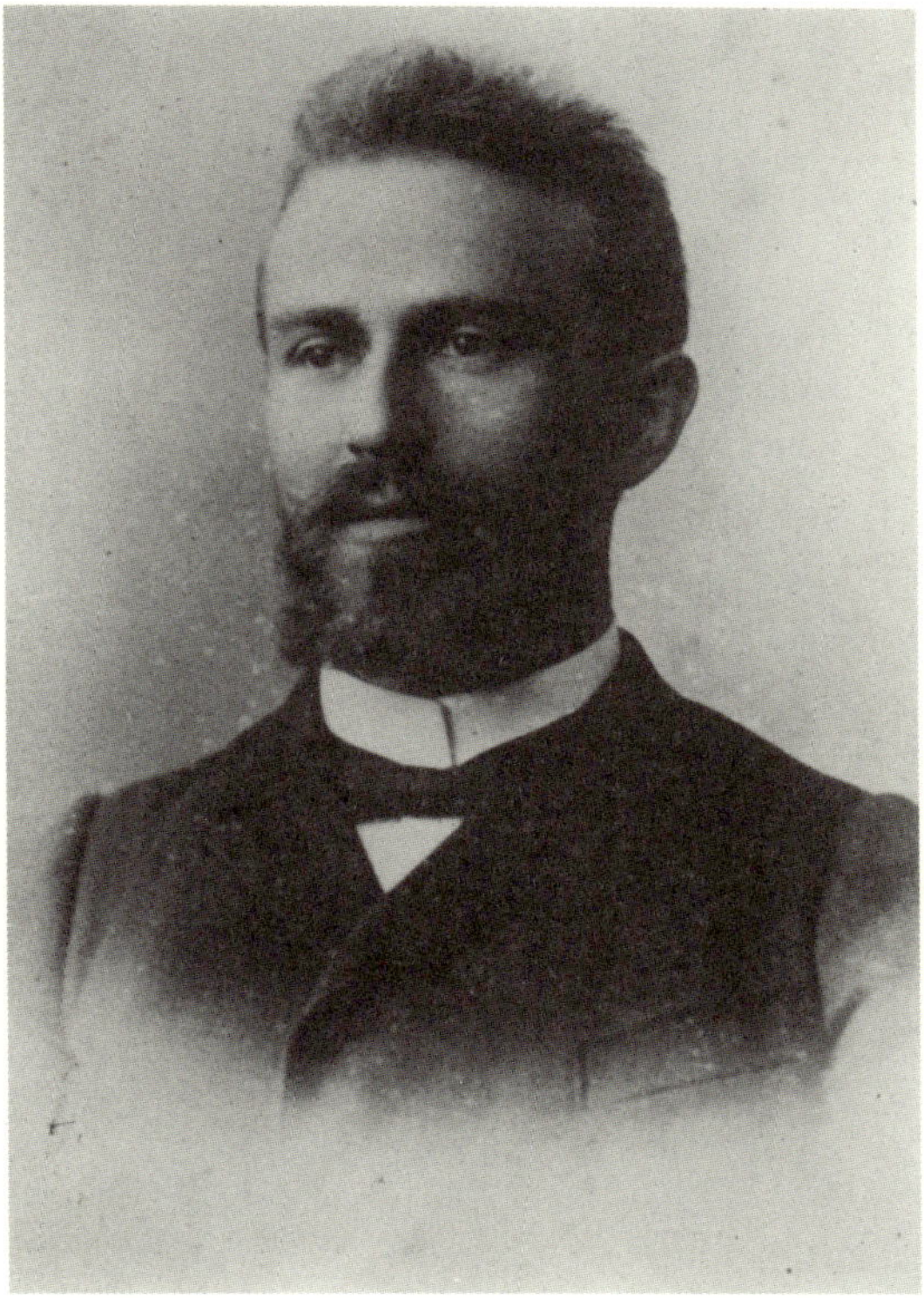

若き日のオイゲン・ブロイラー
（アウグスト・フォレルのアルバムから）

Eugen Bleuler (1857–1939), Nach dem Photoalbum von August Forel

今日、「潜在性」という概念がもちいられることはないが、このような病態がまったく存在しないものであると断言することはできない。アメリカ精神医学会二〇一三年の診断基準においても、「統合失調スペクトラム障害」の下位分類として「減弱精神病症候群」があげられている。この症候群は、完全な精神病の閾値以下にある精神病様症状によって特徴づけられるのであり、症状は軽微で、より一過性であり、病識は比較的保たれるとされている。将来、精神科診断において、このような診断が厳密な精神病理学的検討もなく使用されることにより新たな偏見を引きおこす可能性がないとはいえない。

呉秀三と日本の精神医学

世界精神医学会の開催と同時に、「日本精神神経学会百周年記念式典」が催された。日本精神神経学会百年の歩みをふまえて、主催者代表をはじめ来賓者たちから祝辞が述べられた。特別講演では、最近の脳科学の進歩と二十一世紀への期待が熱っぽく語られた。「写真でみる日本精神神経学会百年の歩み」では「第五十回総会、呉秀三生誕百年記念講演会と学会の紋章」展示がなされていた。呉秀三はハイデルベルクで、エミール・クレペリンの臨床精神医学とフランツ・ニッスルの神経病理学を学んで帰国し、東大精神医学教室教授となった。クレペリン体系とニッスルの脳組織病理学が、創成期のわが国の精神医学に決定的な影響をおよぼした。

一八〇八年呉秀三・樫田五郎共著『精神病者私宅監置の実況及び其統計的観察』では、「今此状況ヲ以テ之ヲ欧米文明国ノ精神病者ニ対スル国家・公共ノ制度・施設ノ整頓・完備セルニ比スレバ、實ニ霄壌月鼈ノ懸隔相違ト云ハザルベカラズ。我邦十何萬ノ精神病者ハ實ニ此病ヲ受ケタルノ不幸ノ外ニ、此邦ニ生レタルノ不幸ヲ重ヌルモノト云フベシ。」と、欧米に比べてわが国の精神医療の過酷な現状を告発している。第一次大戦後につづく軍国主義台頭の時代であり、国民生活は圧迫されていたが、なかでも犠牲を強いられたのは精神病者であった。この精神医療の現状に対する告発は意味があるが、呉秀三は脳病理学者であり、精神科治療、特に個人的な精神療法には冷淡であった。

『精神病学集要』第二版（一九二九年）で、呉秀三はフロイトの「精神分析法」について述べている。

それは意識清明状態において、患者が不随意に呈露する観念群を利用してそれからその人の不意識機転または下意識機転たる精神生活へどんな作用をなし得るかそれを洞察しようとするのであって。それには患者を静かにやすませ、外来の妨害をことごとく遮断して、そしてすべて心のなかに浮かぶことを何にかかわらず医師に告げさせる。医師はそのそばにいて次へ次へと色々ほじくって問いただし。また患者の夢に見たことや、思いがけない行為や、言い間違いや為違いなどをみな前記の圧退的機転としてこれをよくよく観察するのである。この際その圧退的追想を発見されまいと抵抗をするから。この治療はなかなか長くかかり（数年に及ぶ）あきがくるものである。しかしながらその抵抗もはなはだしい不快な感を伴いながらついには屈服して、病原的追想がみなみな暴露してしまい、それに繋滞していた感動と分離してくる。そうなるとそこではじめてこのものがその病発的の作用を失うのである。この方法はウィーンチューリッヒ学派によって唱導せられたのであるが。それ以来日月に信に用を失い、今日では無用有害だなどといいはるようになった（アントン・フォンストリュンペル・アシャフェンブルク）。

創成期の代表的な精神医学者の意見は学会に大きな影響力をおよぼす。精神分析に対するこのような見解が、戦前における精神病患者への治療に好ましくない影響を与えたことは否定できない。第二次大戦後、その反動として精神分析に代表される精神力動的思想が導入されることになり、精神病理学、精神療法研究が隆盛となった。

ブロイラー

日本精神神経学会百年の展示写真を見ながら、突然、筆者が以前に滞在したチューリッヒ大学附属精神科病院ブルクヘルツリの廊下に飾られていた第五代主任教授オイゲン・ブロイラーの胸像が脳裏に浮かんだ。ブロイラーと呉秀三はほぼ同時代を生きた。

チューリッヒ大学附属精神科病院は、土地の名前をとってブルクヘルツリと呼ばれている。初代主任教授ベルンハルト・フォン・グッデン、第二代グスタフ・ユグナン、第三代エドゥアルト・ヒツチヒへとつづく三代の主任教授たちはいずれも立派な学者ではあったが、死後の脳研究などによって早発性痴呆の本質を発見しようとしていた。そのため患者との直接の交渉から遠ざかり、脳実験室における顕微鏡のほうにいってしまった。しかも、いずれもドイツ人でありスイスドイツ語なまりに熟達していなかった。

ブロイラーは少年時代から、患者と個人的に親しく、しかも自分たちの言葉で話してくれる医者になろうとした。ブロイラーは精神科医として早発性痴呆の患者たちとともに生活し、彼らの憂慮と不安と希望のなかで、精神療法的に介護することをみずからの課題とした。ブルクヘルツリの主任教授となったあとも慎重にしかも迷うことなく、フロイトの精神分析的認識でもって精神を病む同胞の患者たちの心理の探求にむかった。

クレペリン対ブロイラー

クレペリンとブロイラーは同時代人として、十九世紀から二十世紀への転換期を生きた。二人には共通点もあるが、その本質は極端に対照的である。

共通点としては、二人とも犯罪学に興味をもち、クレペリンは死刑の廃止を要求し、ブロイラーは刑の執行の改善に努力した。二人ともおもに精神病患者に関心をもち、二人とも禁酒運動に献身的に参加した。

しかし、決定的な違いがある。

ドイツ・オーストリアのみならず、スイスの大学の精神医学においても、グリージンガーの「精神病は脳病である」という命題は大きな重みをもっていた。クレペリンに代表されるドイツ・オーストリアの精神科医たちが精神病の身体的原因の追及にのみ努力したのに対して、ブルクヘルツリでは第四代主任教授アウグスト・フォレルが催眠療法を臨床に導入し、精神病患者の症状の理解にフロイトの理論を応用しようと試みていた。

その結果、ドイツでは治療的ニヒリズムがはびこり、精神科病院は患者を保護する役割に過ぎなくなったのに対して、ブルクヘルツリではたとえ患者を完全な治癒にみちびくことは困難であるとしても、少なくとも精神力動的に働きかけうる余地があるのではないかという期待がひろがった。クレペリンは早発性痴呆においては若年で発病し、やがて荒廃におちいると診断したが、ブロイラーはスキゾフレニアと命名することにより、患者のなかにある人格的な作用、人間的なものを見ようとした。それに対してクレペリン学派はチューリッヒ学派に対して激しい批判と嘲笑をあびせた。

精神分析をめぐる正統と異端論争

ブルクヘルツリ研究部門で精神病理学を担当していたクリスチャン・シャルフェッテルは、ブロイラーの息子で同じくブルクヘルツリ第七代主任教授となったマンフレット・ブロイラーの未亡人から、ブルクヘルツリ図書館に寄贈された手紙の分析をとおして、ドイツ語圏精神医学界における「正統な」権威と、それへの激しい拒絶、そして同盟者を求めようとする医学者たちの赤裸々な出来事を明らかにしている。

一九〇〇年からミュンヘンのクレペリンに師事したのち、一九〇六年からチュービンゲン大学精神科主任教授となったロベルト・ガウプからブロイラーに宛てた一通の手紙は、ジグムント・フロイトの精神分析の受け入れをめぐる議論を如実にしめしている。

ブロイラーは一九一一年『早発性痴呆または精神分裂病群』をあらわし、スキゾフレニアの精神力動的な症状解釈を明らかにして、スイス精神医学を支える屋台骨となっていた。フロイトは、非ユダヤ系の同盟者であるブロイラーのところでの教職を求めていた。一方、クレペリンは、チュービンゲン学派のガウプとクレッチマーによる多次元診断学および敏感関係妄想についての学説に反対していた。

ヴァルター・スピールマイヤーは、フライブルク大学のアルフレット・ホッへのもとで助手をしたのち、クレペリンの後任としてミュンヘンのドイツ精神医学研究所の神経病理部長になる人物である。ホッヘは、ナチスの精神障害者を安楽死させるという政策に理論的根拠をあたえることになった人物である。スピールマイヤーは、フロイトのヒステリー解釈、症状ならびに夢の性欲解釈について激しい批判をおこなっていた。

このようなもっとも隠されている精神的なものを発見するという才能が、ウィーンのフロイト教授のようなまれな人物によって、その独特なやり方で展開されたということは、まさに幸運なことなのでありましょう。いずれにしても、いかにフロイト氏がすばやく一見したところつまらない「普通ならば注意もしないで見過ごしてしまうような」行為から、その象徴的な覆いを剥ぎとったかということは、少なくとも驚くべきことであります。いわゆる症状行為についてのこのような説明と大体同じような水準に、フロイトの夢の解釈もならべられるものであります。…さまざまな疾患の症状とは、あけすけにいえば患者の性欲活動なのであります。

スピールマイヤーのこのようなフロイト批判が、ブロイラーの態度を決定させることになった。フロイトの精神分析をめぐる大多数の反対にもかかわらず、ブロイラーはその有効性を認めて擁護した。

ブロイラーからガウプへの返事である。

この雑誌の二〇一号にあるフロイトのヒステリー分析についての批判を論破すべきものであるとするのが、わたしの義務であるように思います。さもなければ、このような批判は、ものごとを自立的に考えようとする多くの読者たちが、この問題をみずから研究しようとするのを邪魔することになるでしょう。フロイトの研究を追試したものならば、誰でもそれについて異なった意見を口にします。フロイトの研究は、正常の精神生活ならびに神経症者や特有な精神病者の症状論についての数限りない現象に関して、読者に予期しないような啓蒙をしてくれるものであります。しかしながら、このような問題を追試しようとしないならば、いかなる者でも、それについて否認すべき一切の学問的権利を有するものではありません。

わたしがみずからの立場を、このような二つの回答で固めようとしているとしても、かかる重要な問題なのでわかっていただけることでしょう。当地の病院における個別的な幾千もの観察によって、フロイトの象徴的な解釈が正しいことがわかっております。臨床材料をもちいた当地における、さまざまな医師たちによる多年にわたる日常の臨床は、今日までフロイトの研究を証明してきました。そこで発見された事実は、フロイトのそれと決して矛盾するものではありません。しかし、あの天才的な心理学者による個々の解釈について、あれこれと一致しないことがあるということも、十分にあり得ることであります。すなわち、ある意にかなったような症例においてこそ、確実にこちらが望むような解釈を証明することが可能なのでしょう。そこでわれわれは、ここかしこで問題とされる、このような機制を原理的に了解することについては、少し意見を異にする立場をとることにします。しかし、目下のところ、われわれが「象徴」の成り立ちについてどのように考えようとも、どちらでもよいことです。確かなことは、われわれがこのような名称のもとで表現しようとしていることが、すべての疾患群の症状論を支配しているということであります。カタルシスの治療効果、解除反応の機制、性欲の独裁支配、およびその他のフロイト学説の題目については、簡単に意見を述べることはできません。わたしは決定的に判断できるほど十分な経験をいまだ有していません。ただ、わたしが言えることは、フロイトを追試することはわれわれが期待している以上に正当性があるということなのであります。性欲理論についての三つの論及については、わたしは当分理解できないものとして対立する立場をとります。

ブロイラーのフロイト批判に対するこのような反論は、神経精神医学中央雑誌に発表された。ガウプは当時、ミュンヘンでこの雑誌の編集に関わっていた。

ガウプからブロイラーに宛てた以下の手紙は、二十世紀初頭における精神分析をめぐる議論を照らしだしている。

一九〇六年五月二日ミュンヘンにて

尊敬する教授先生

わたしは、中央雑誌におけるスピールマイヤーのフロイトの研究に関する批判についてのあなたの所信に満足しています。五月の第一号はすでに出ていますので、これは次号で刊行されることになるでしょう。このようなわけで、いくつか個人的なお話をさせていただくことをお許しください。あなたのヒステリーについてのご研究は非常に興味深いものであり、フロイトが直観したことの恩恵について誤解しないですむことになり、わたしはあなたのことを信じないわけではありません。十一年ほど前、フロイトの失語症研究を読んだとき、わたしは彼の詳論の明確さと自由さに魅惑されました。彼の防衛神経症について最初の研究があらわれたとき、ここではなにか現実的に価値のある新しいもの、創造的なものが作りだされていると信じました。しかし、その著者は、次第にわたしが是認することができない方向に逸れて行ってしまいました。そのうえ、わたしに不信感を植えつけるような二つの出来事が起こりました。一つは最近の彼の性欲心理についての単行本であり、もう一つは個人的な経験についてであります。

わたしの最も尊敬する教授先生、乳児の性欲についての彼の記述について、どのようにお考えでしょうか。便秘に苦しんでいる乳児は、肛門のところにある性感帯を刺激するために、便をかたくしようとして排便をがまんするのだ、と間違って思いこませようとしておりますが、同じような馬鹿げたことが沢山あります。わたしは五感を有しているかぎり、そのようなことがらは馬鹿げたことだとして公言いたします。たとえ精神分析のなかで、百人のヒステリー患者が幼児期の性的外傷について話していたとしても、そうであります。ウィーンで語られていることといえば、堕落したウィーン娘たちが、性欲体験について性感を楽しむようにとの説明を、素晴らしい教授から受けるとのことであります。次に、はるかに深刻なわたし自身の経験についてお伝えいたします。数ヵ月前、ウィーンの百万長者の一人がお嬢さんをわたしのところに連れてきました。そのお嬢さんは、かっては非常に才能に恵まれていましたが、重症のてんかんのために次第に荒廃してしまい、偽善的で形式にこだわる冗長な患者として教科書に記載されるような、まさに重度の痴呆化したてんかんの症例でした。そのお嬢さんが診察室に一歩踏み入れたとき、わたしはあることを思い付きました。すなわち、その母親から既往歴を聞き、みずからも患者を診察して診断をくだすことができなかったならば、いかなる医学生であっても、試験を不合格にするであろうということです。余計なことかもしれませんが、その患者はわたしのかたわらにいるあいだに、てんかん小発作をおこしました。母親からの説明によれば、娘の頻繁な発作を観察したウィーンの別の権威者たちやその家庭医からも、重症てんかんであると診断されていたとのことです。

ただフロイト一人だけが、ヒステリーが問題なのだと主張しつづけていました。三年間、患者は毎日フロイトのところへ行き、フロイトは彼女の体験を追跡しつづけました。しかし、彼女は何も表現することはできませんでした。毎日、面接のたびに四十クローネを支払いましたが、いかなる成果もありませんでした。

ここで、わたしは戸惑っています。知己のない人物について、こっそりとよこしまな動機を押しつけようなどという権利はありませんが、フロイトがまったく信じられないような誤診をしたのではないか、という憂慮すべき仮説をたてるほかありません。

噂話のためにこのようなことを真剣にお話しているのではなく、フロイトの理論を判断するにあたり、なぜ懐疑的になってしまったかということを、あなたに明らかにしたいがためであります。

敬具

尊敬するガウプ

さらに一九二〇年エルンスト・クレッチマーからブロイラーへの何通かの手紙は、クレッチマーが妄想を生活史的に了解可能なものとして導きだそうとする考えに対するクレペリンの激しい批判を明らかにしている。シャルフェッテルは、いかに権威者の教義が異端を排斥するものであるかという深刻なテーマを指摘している。

チュービンゲン大学のガウプのあとを継いだクレッチマーも、一九二〇年にクレペリンとその追随者たちによって激しく攻撃されていた。クレペリンは、クレッチマーの提案に疑義を表明して、その心理的に了解可能とする疾患解釈に拒否的な論評をおこない、そのような精神医学は自然科学ではなく、ましてや真理に近づくものでもなく、「詩人の模倣の領域」であると突き放した。

以下はクレッチマーからブロイラーへ宛てた手紙である。

あなたの学派の精神医学的思考方法と、当地、チュービンゲンで育まれている研究方向とのあいだに存在している、非常に多くの驚くほど重要な共通点については、十分に分かっているつもりであり、もしあなたと違ったようにやろうとすれば、現代の精神病理学的思考方法をそのように克服するためには強い抵抗があり、そのためにまったく無駄なエネルギーを消耗することになるでしょう。[一九二〇年一月二十二日チュービンゲン]

敏感関係妄想に対するミュンヘン研究所からの新たな論争に、我慢できなくなっています。精神医学の今日の発展段階における、クレペリンによる多くの臨床思考方法についての粗野な言動と偏狭さ――わたしにはそのように思われますが――についての批判が、十分に反響を呼ぶものかどうか。〔一九二〇年三月五日ヴィンネンデン〕

その後も、クレッチマーは苦渋に満ちた手紙をブロイラーに書いた。

非常な困難にあるのは、わたしの個人的考えによれば、この点についてのみならず全般的においても、まさにクレペリンは粗暴で拒絶するような仕方で反対してきており、学問的な議論が、その根拠の重要性によってのみならず、むしろしばしばより偉大な権威づけによって決定されるからであります。〔一九二〇年四月十一日チュービンゲン〕

シャルフェッテルはブロイラー、クレペリン、ガウプ、クレッチマーをめぐる論争を紹介しながら最後に、権威者およびその体制は医学の発展に対して大きな躓きになると結んでいる。

精神分析とチューリッヒ自由思想

フロイトの精神分析に対するブロイラーの擁護は、ブロイラーの見識の高さとその人格性にもとづくことはいうまでもない。しかし、それがすべてではない。チューリッヒ学派の歴史的背景については、『二十世紀心理学叢書』第十巻（一九八〇年）「ブロイラー学派」の執筆者であり、キンドラー書店創業者の一人であり、心理学者、国際ペンクラブ会員であり、第二次大戦末期にナチス秘密警察による拘留体験があるヘルムート・キンドラーに多くを負っている。

ブルクヘルツリが精神分析を導入し、その牙城の一つたりえたのは、スイスという国家思想とも深くかかわっている。たとえ意図的でなかったにせよ、精神分析は、数百年にわたり国民の階層的配置に組みいれられてきた「国王」に代表される政治的、社会的「上部秩序」の意識への攻撃ととらえられ、絶対君主制のプロシャ・オーストリア国家体制への社会批判となった。

他方、スイスは中世の「自由への戦い」以来、君主的、貴族的秩序の暴君を追放して「仲間関係」にもとづく連邦国家への道をあゆんできた。ヨーロッパの大勢が絶対君主的、権威的国家体制をしくなかで、スイスは民主主義的国家秩序をめざして戦いぬき、それを勝ちとってきた。このような「上」「下」間の緊張をとかれた、民主的、社会的、文化的風土のなかで、精神分析が自由の身となり、新しい発展をとげることができた。

さらに、フロイトの精神分析がドイツ・オーストリア伝統的精神医学から悪意にみちて非難中傷される理由として、反ユダヤ主義の問題がある。クレペリンは、一九二一年ユダヤ国民の好ましくない国際主義にふれて、彼らの民族的放浪によりドイツ国民は非常な危険にさらされ、異国民との婚姻によって助長されていると書いている。三年前には、個人的自由も国家の干渉に委ねることができるとも述べた。この二十年後、一人の「専制的支配者」が「不治」の精神病患者の殺戮を実行する。

クレペリンがドイツやオーストリアの多くの同僚たちと共有した反ユダヤ主義は、決してもみ消されてはならないとキンドラーは主張する。犯罪者に対して、クレペリンは死刑反対の弁護をした。しかし、無防備の人々に対するヒトラーの百万倍の殺人は、クレペリンのようなドイツの教授たちによって「精神的」に準備されたのである。忘れてならないのは反ユダヤ主義があり、それがフロイトの研究を先入観なく研究し、評価することを不可能にしたことである。

ブルクヘルツリの精神分析家たち

ブロイラーと、一九〇五年医長となったユングのまわりに、精神分析の信奉者たちの輪ができる。カール・アブラハムは、一九〇八年にベルリンに精神分析団体をつくり、精神分析協会のモデルとなるものを築いた。ルドヴィッヒ・ビンスワンガーは、伝統的精神医学の前提を一変させるような新しい現象学的人間学の創始者となる。ハンス・トリューブは、『出会いによる精神療法』（一九六五年）により、ユングと決別する。ヌンベルクは、ウィーン精神分析教育協会の創設に参加し、「陽性転移」のなかに、スキゾフレニア患者の分析的治療のための前提を見出した。

一九二七年、ハンス・ヴォルフガング・マイヤーは第六代教授としてブロイラーの後継者となり、精神科外来部門に教育プログラムを導入する。マイヤーは、感情誘因性、すなわち精神力動的に導かれる妄想形成という概念を提出する。ヤコブ・クレイジーは、一九二二年から精神療法の講義をはじめた。また、「スキゾフレニア（早発性痴呆）症例の心理学的内容について」という研究で学位をとったザビーナ・シュピールラインを忘れることはできない。ユングはこの研究を「リビドーの変遷と象徴」のなかで繰り返し引用している。

精神医学の十字路

ブロイラーはユングと共同してフロイトを研究し、精神分析をスキゾフレニア理解に応用しようとした。精神分析に対する悪意に満ちた非難、中傷のなかで、チューリッヒ大学附属精神科病院ブルクヘルツリは、世界で最初に精神分析を導入・実験し、臨床的に評価をして発展させた大学精神科となった。ブロイラーとユングのまわりに、精神分析家や新しい精神医学の創始者となる研究者たちが集まり、その影響は世界中に広がっていく。

ベルリン精神分析協会の創始者アブラハム、フロイトとユングの数多くの著作の英訳によりアメリカへの精神分析導入の最大の功労者ともいえるアブラハム・アーデン・ブリル、ブロイラーのスキゾフレニア概念をフランスに紹介し、現象学的考察をおし進めたユージェーヌ・ミンコフスキーを忘れることはできない。当時のチューリッヒは精神医学の十字路であった。ミンコフスキーは、ポーランド系フランス人であるが、ポーランドで医学を修め、ミュンヘンで精神医学を学んだあとスイスに移り、一九一四年にブロイラーの助手となった。その後、パリに移り、ブロイラーのスキゾフレニア概念をフランス精神医学に紹介する。一九二七年「現実との生ける接触の喪失」を発表して、ブロイラーの自閉という概念を現象学的精神病理学的観点から深化させた。『生きられる時間』(一九七二年)がよく知られているが、終生、在野の人であった。

現在の精神医学の状況

今日、精神医学の動向が変化してきた。呉秀三の時代のクレペリン体系とニッスル脳組織病理学を彷彿とさせるかのように、アメリカ精神医学会の操作的診断基準体系と脳科学研究が新しい装いをまとって精神医学を席捲しようとしている。臨床体験に立脚した精神病理学とそれにもとづく精神療法的努力は片隅に追いやられてしまった。

生物学的精神医学が繁栄し、精神障害の遺伝子が解明されることこそが精神医学にとっての偉大な進歩であるかのような主張に接すると、デカルトの時代に逆戻りしたかのような錯覚を覚える。デカルトは脳の実質の中心に位置している非常に小さな松果腺の内におこる極めて小さな運動を通じて、精神と身体が働きかけあうと考えた。このような心身二元論にもとづいて、その情念論を展開した。松果腺があたかも遺伝子に置き換えられたかのようである。

現代アメリカの女流作家シリ・ハストヴェットは、『震えのある女』（二〇一一年）のなかで自身の治療体験を通して精神医学の問題点を指摘している。

神経内科医に診てもらうことを想像してみても、いっこうに面白いことが出てこなかったので、次は精神分析家に診てもらうことにしよう。ひところのアメリカの精神医学は精神分析の強い影響下にあったけれど、とりわけ一九七〇年代以降、この二つの分野はどんどん別物になっていった。精神分析に関する知識がほとんど、あるいはまったくない精神科医が増え、精神分析はだんだん文化の周縁に追いやられるようになっていった。いまや、アメリカの精神科医の大部分は対話をソーシャル・ワーカーにまかせっきりにして、自分は処方箋を書くだけになっている。薬理学に支配されているのだ。

ブロイラーの臨床

ブロイラーは、ブルクヘルツリに帰任する前、州立ライナウ精神科病院で終日、慢性スキゾフレニア患者と生活をともにしていた。患者たちと一緒に畑を耕し、余暇には散歩し、芝居をし、祝祭日を楽しんだ。その一方では、片時もメモ用紙を離すことなく、患者の言動について興味をひかれたことを克明に書きとめた。その量は数万枚になり、厖大なファイルの中から一九〇八年「早発性痴呆(精神分裂病群)の予後」が書かれ、一九一一年アシャッフェンブルク編集『精神医学全書』におさめられた『早発性痴呆または精神分裂病群』を発表する。

ブロイラーの「症状」の記載を読むとき、患者への「共感」がひしひしと伝わってくる。このような患者との交流をとおして、精神病患者の一見したところ空虚にみえる妄想症状のなかに、願望充足の機制を発見することが可能になる。クレペリンのように症状の非人格的な記載をつづけていては、心理機制を見抜くことはできない。病的症状のみならず、障害されずに隠されている、患者の知的、感情的生活を明らかにすることもできない。

患者がいかに両価性、矛盾した感情と衝動、今日的表現での二重拘束に苦しんでいるかを、ブロイラーは明らかにした。その根柢には、「患者はわれわれの一人であり、われわれは患者とともに感じることができる」という信念、「患者のなかの人間的なものを評価すること」へのあくなき探求心がひめられている。ここからスキゾフレニア患者への全人格的な働きかけ、活動的な共同体のなかで精神療法的に働きかけることが治療指針として要請されてくる。

今日の精神医学の現状を考えるとき、ブロイラーとチューリッヒ学派の研究者たちの精神医学について再考することは意味のあることと思われるのだ。

第2章

スキゾフレニア、チューリッヒ、ブルクヘルツリ

ブロイラーは一九〇八年「早発性痴呆（精神分裂病群）の予後」のなかではじめてスキゾフレニアの概念を発表した。

スキゾフレニアの誕生

クレペリンの早発性痴呆においては、痴呆が必須であるということも、早発性が必須であるということも、いずれも問題にならないということを再度力説しておきたい。このような立場から、また早発性痴呆という表現では形容詞的に使用するにせよ名詞的に使用するにせよ、これ以上は明確化することができないということから、ここではクレペリンの名称に対してスキゾフレニアという用語をもちいることにしたい。すなわち、わたしはさまざまな精神機能の解離あるいはスプリッティングが、このグループ全体の顕著な症状であると確信しているからである。

クレペリンはミュンヘン精神医学研究所の所長として活躍していた。体系化時代の申し子として、精神病患者の予後はあたかも自然科学の反応のように法則によって支配されていると考えていた。莫大な症例観察をおこない、統計表をもちいながらより詳細に整理することによって、精神病を早発性と躁うつ性精神病の二つに分類した。躁うつ病は回復可能な精神病であるのに対して、早発性痴呆は必ず精神荒廃、特有な痴呆へと導かれるものであるとした。ブロイラーは、クレペリンの早発性痴呆についてのすべての観念、症状の抽出およびそのグループ分けに負いつつも、この疾患群が流動的であり、未完成なものであり、暫定的なものであることを見抜くとともに、その精神病理学的研究、心理学的研究がいまだ発達段階にあることに注目して、この精神病の諸関連に証明をあたえようとした。そしてフロイトの思想を早発性痴呆の理解のために適応しようとした。

その後、スキゾフレニアという病名は『早発性痴呆または精神分裂病群』により世界中に知られることになる。

われわれは疾患群に対する新しい名称を案出するという不愉快な課題から逃れられなかった。これまでの名称は不便すぎた。その名称によっては、疾患を呼称できるだけで、病者を呼称することができず、疾患に属する特性を表現しうる形容詞をつくることができない。したがって誤解されることの少ない名詞で表現する以外には残された方法はない。わたしは早発性痴呆（デメンチア・プレコックス）をスキゾフレニアと呼ぶ。その理由は、さまざまな精神機能のスプリッティングがもっとも重要な特性の一つであるからである。

ブロイラーは、クレペリンの「早発性痴呆」に代えて、スキゾフレニアという名称を与えた。関連する概念として、グロースの「分離性痴呆」の分離（セユンクチオン）があるが、ここでは痴呆という言葉の使用が不適当であり、カール・ウエルニッケの「分離」という発想では解剖生理学的に仮定されているので同意できない。古くからある「解離」という概念は意識内容の狭窄をさしているので用いられない。エルウィン・シュトランスキーの「情精神」と「知精神」の「失調」という意味での解離も、知性と感情をあまりにも独立的に考えているので賛成できない。このような理由から、ブロイラーはみずからの概念を規定するにあたりスキゾ（スプリッティング）・フレニア（メンタル・ファンクション）という表現を選んだ。

ブロイラーは、早発性痴呆の病因およびその症状の心理学的研究こそが、新しい光明をもたらすであろうと確信していた。この精神病群を特徴づけるのは、思考や感情や外界に対する関係の特異な変化である。すべての症例に、多少の差はあれ精神機能のスプリッティングが存在する。そのため顕著になると人格は統一性を失い、そのときどきの精神的コンプレックスが個人を支配するようになる。その際、健常者のようにさまざまな志向が一つにまとまることはない。あるコンプレックスが人格を支配すると、その他の表象は切り離される。観念は断片的となり、奇怪なものや健常者には予期できない観念がうまれる。

予後についても、クレペリンの早発性痴呆という病名が暗示するような悲観的なものではない。予後は、疾患に依存するのみならず、その他の多様に交錯しながら代償しあう、多数の要因によって条件づけられるものである。疾患過程が単に精神症状を作りだすわけではなく、さまざまな要因があいまって幻覚や妄想が生じてくるのである。これにより、単に病的過程を科学的に探求するのみならず、精神の要素的な作用を探求することにより、スキゾフレニアに対する心理学的研究への道がひらかれることになる。

新興都市チューリッヒ

ブロイラーは、ブルクヘルツリ入院患者を詳細に観察することにより、彼らの精神病理を明らかにした。精神機能の統一、人格の統一性を失い、コンプレックスに支配され、さまざまな精神症状を呈する患者たちが登場するようになった背景には、何があったのか。それは当時の新興都市チューリッヒの社会情勢とも密接に関係している。

チューリッヒのリマト河畔には、宗教改革の先駆者ツヴィングリの彫像が立っている。宗教改革当時、チューリッヒでは毛工業生産が活発になり、プロテスタンティズムの思想は市民階級の信頼を得て、市民階級の隆盛へのエネルギーとなった。スイス人はあたかも聖職に従事するような勤勉さと実直さで仕事にはげんだ。

ブロイラーが生まれた当時、人口一万七千人の街に、はじめてスイス・クレジット銀行が設立される。世界各地から資金が集まり、鉄道建設がはじまる。一八八二年アルプスをつらぬくゴットハルト・トンネルが完成し、ドイツとイタリアがつながる。銀行を中心として、チューリッヒは飛躍的な繁栄をとげ、人口は一九〇〇年までに十一倍になり、人間の往来はさらに活発になる。そして一九一二年、スイス・ユニオン銀行が設立される。この新興都市には莫大な富が蓄積され、スイスは国際金融の中心地になる。農業人口は減少し、企業者層と労働者層のあいだに中間層が生まれる。急速な都市化、産業化のもとで、生活様式は大きく変化する。

カール・ヤスパースは、文化には精神的作用があり、精神病の内容は患者が属している人間のグループがもっている所有物の状態から生ずると述べている。精神的環境がある形の精神異常を育てるのであり、ある種の人格の型は、ある時代に適合することになる。スキゾフレニアはこのような時代の病理と無関係ではない。

『早発性痴呆または精神分裂病群』には、言語と書字表現の異常を認める中央ヨーロッパの皇帝と名乗る患者の文書を紹介している。言語表現の異常はさておき、ここでは妄想観念に興味をひかれる。

自分は銀行の所有権者であり、銀行を通じて、郵便為替を用いて必要なものを得ることができる。また別の営業所の所有者でもあり、ベルンの州立銀行は覚書の提示に対して八千フランを現金で十パーセント加算して払わねばならない。患者が捕まったアンデルマットの旅館の経営者は損害を賠償する義務があり、毎日三兆と十二巻のトイレットペーパーと新チューリッヒ新聞が一八八九年九月二十九日であった日に支払わなければならない。フォレル院長には天文学的賠償請求を要求する。

ブロイラーは、妄想の形成について、心的機能のスプリッティングにより、特定の観念コンプレックスに担われた感情は独裁者の域にまで達して、個人を支配すると述べている。感情的に強調されたコンプレックスは、つねに妄想の材料を取りいれようとする準備状態にある。経済は市民にとって大きな関心事であり、コンプレックスの材料になる。

スキゾフレニアが注目を集めるようになった背景には、十九世紀から二十世紀にかけて技術文明の発展に伴う生活様式の変化と密接にむすびついている。はげしい社会構造の変化に対して人々が容易に解決を見出すことができないという時代状況とも関係している。

チューリッヒ・ダダ

スイスは、中世の「自由への戦い」以来、君主的、貴族的秩序の暴君を追放し、「仲間関係」に基づく連邦国家への道を歩んできた。ヨーロッパの大勢が絶対君主的、権威的国家体制をしいてきたなかで、スイスは民主主義的国家秩序を目指して戦いぬき、それを勝ちとった最初の国である。

新興都市チューリッヒには、産業社会に適応する人たちとともに、それに反抗する人たちも集まってくる。十九世紀末から二十世紀初頭にかけて、レーニンのような革命家はもとより、芸術家、詩人、亡命者、アウトサイダーたちが集まる。チューリッヒはさまざまな価値観のるつぼとなり、そこから徹底して権威と秩序を否定する、「ダダ」運動がおこる。

ドイツから亡命してきたフーゴ・バルは旧市街にキャバレー・ヴォルテールを開店。バルは「精神分裂病のソネット」七編を発表する。それは「緑の王」「発明品」「村のダダイスト」「精神分裂症患者」「幽霊」「風刺文の作者」「寸劇」の七編からなっている。

第四編の「精神分裂症患者」(稲田伊久穂訳)を紹介する。

分裂の生贄、おれはとり憑かれている—
だがそれを何と呼ぶ？　—精神分裂症患者なのだ。
お前らの願いは　おれがこの場面から消え去って
みんなを妙な目で見ることを忘れ去ることなのだ。

それでもおれはお前らの言葉を
ソネットの暗い哀歌に押し込もう。
おれの持つ腐食性の砒素がすでに
血をつたってお前らの心臓にまで達したのだ。

昼間の光と習慣の永続とが
堅い壁をきずいてお前らを守っている、
おれの気違いとどぎつい妄想から。

だがふいに　お前らも悲嘆におそわれる。
この世のものではない戦慄がお前らを揺さぶり
おれの旗が翻るなかでお前らは梳《す》けてくのだ。

バルは「ダダ第一宣言」で述べている。

あらゆる事物には、その言葉があります。そこでは言葉そのものが事物になってしまいました。なぜ木のことをプルプルシュと言えないのでしょうか。また、雨が降っていたとき、なぜプルプルパシュと言えないのでしょうか。そもそも、なぜ木はなんらかの名称でよばれねばならないのでしょうか。一体われわれは、どこでも必ずわれわれの口をそのなんらかの名称に固定しなければならないのでしょうか。言葉、言葉、言葉こそ、いままさに現場の苦しみなのです。皆さん、言葉こそ第一級の公の問題です。

精神病患者の増加とともに、それを了解しようとしたブロイラーの命名による新しい言葉、スキゾフレニアは人口に膾炙《かいしゃ》し、バルのこころをとらえたようである。

スキゾフレニア発想の原点

ブロイラーは一八九二年、フロイトの失語症研究に積極的な評価と賛意をよせ、フロイトの科学的で真摯な態度に敬意をはらっている。一八九六年、フロイトのヒステリー研究を心的生活の機制にまったく新しい洞察を開くものであり、最近の正常あるいは病的心理学の分野にもっとも重要な貢献をするものであると評価する。一九〇一年頃、ブロイラーは、ユングをはじめとするブルクヘルツリの医者たちに、フロイトの夢解釈について研究するようにすすめる。ブロイラー自身は、一九〇六年に「精神病の症状論におけるフロイト的機制」を発表する。

ブロイラーは、当初、ヴィルヘルム・ヴントの影響をうけ、その連想心理学により早発性痴呆の心理を了解しようと努力していた。ユングは、一九〇五年からブルクヘルツリの医長となり、実験精神病理学研究室で早発性痴呆の連想実験に没頭していた。その後フロイトの思想が彼に大きな衝撃をあたえる。ユングは連想実験により、患者から期待される連想を引きだそうとするのみならず、より深く精神力動までも導きだそうとした。こうして実験心理学から精神医学への最初の橋がかけられた。フロイトの精神分析とユングの分析的心理学なしに、ブロイラーの活動と、その後の力動精神医学の歴史を考えることはできない。

『早発性痴呆または精神分裂病群』の序言のなかで、ブロイラーはみずからの主要な努力はフロイトの思想をクレペリンの早発性痴呆概念に応用したことにほかならないと述べ、「ブルクヘルツリにおけるわたしの共同研究者に感謝する。誰よりもユングの名前をあげるにとどめるけれども」と記している。また、「ブルクヘルツリは精神分析を導入し、実験し、臨床的に評価し、さらに発展させた世界で最初の大学精神科病院である」とも記している。

ブロイラーとその弟子たちは、深層心理学的洞察により、スキゾフレニアの了解不能な症状と現象を解明することに成功する。以後、小国スイスのチューリッヒ学派は、リベラルな学派として急速に国際的な名声を獲得する。

ブルクヘルツリ前史

ブルクヘルツリのはじまりは十三世紀にさかのぼる。啓蒙の時代は改革運動をもたらしたが、ナポレオンの混乱によって拍車がかけられる。一八〇四年から古い病院はチューリッヒ州立病院となり、医者が治療に責任をもつことになる。精神病患者は、それまでの品性をそこなわれ拘束された状態から、一応解放されることになった。一八三三年、チューリッヒ大学設立により、大学附属精神科病院となる。しかし、治療の実態は不十分なままで満足すべきものではなかった。やがて病院の新設が計画され、一八六〇年、チューリッヒ市当局はブルクヘルツリという地所を購入する。以後、チューリッヒ大学附属精神科病院はブルクヘルツリという名称で呼ばれる。

この新設計画に際しては、新病院が旧態依然とした患者にとっての恥辱的なものとならない保証があるのか、という新聞キャンペーンがなされている。一八六三年、チューリッヒ大学内科教授であった、ドイツのヴィルヘルム・グリージンガーが精神科病院建設の指導にあたることになる。

グリージンガーは、チュービンゲン大学内科教授からチューリッヒ大学に移ってきた。彼はブルクヘルツリの設計に深くかかわり、治療環境づくりに腐心した。患者たちのために、大きな陽当たりのよい空間を用意し、美しい景色の広大な公園をつくった。彼は、「精神病は脳病である」という教義で有名であるが、そのような学問的主張にかかわらず患者処遇にも強い関心をしめし、イギリスのコノリーが提唱した患者処遇に関する「非拘束の原則」を導入した。さらに精神医学コースを作ったが、二年後ブルクヘルツリを去り、ベルリン大学精神科病院に移った。グリージンガーはドイツ精神医学の父とも呼ばれている。

グリージンガーの影と光

先に述べたようにグリージンガーは、一八四五年に刊行した『精神疾患の病理と治療』のなかで、「精神病は脳病である」と主張したことで有名である。精神病の自然科学的に把握可能な基礎を仮定したことにより、大脳精神医学はその後の科学の発達によって驚くべき実験的手技や実験設備を獲得して、ドイツ精神医学の方向を決定づけることになる。

彼は、「精神医学と神経病理学はただ一つの分野であって、そこでは一つの言葉が話され、同じ法則が支配している」と主張した。日本の精神医学も同じ道をたどった。これがグリージンガーの影の部分である。

その反面、同じ著書の治療論のなかで、精神病患者の心理的反応について独特な直観的洞察を示していることを忘れてはならない。

一方では、健全な精神的個性を抑制し覆い隠している病的気分と表象が取り除かれる必要があるが、他方では、長い間、狂気のなかで失われることなく、ただ表面的に抑圧されるか、あるいは情動の嵐のなかにとどまっており、その背後にはなお十分に立ちあがる反応性を有する、古い自我を回復し強化すべく、可能なかぎり繰り返し努力されねばならない。

患者のなかの健康なるもの、古い自我は、抑圧や崩壊から守られているに違いない。

これがグリージンガーの光の部分である。彼のこの直観的洞察に意義を見出し、スキゾフレニアの治療にむすびつけたのがチューーリッヒ学派である。

グリージンガーは脳の病理だけではなく、自我の病理にもふれている。初期の自我精神病理学というべきものである。メランコリーは病的「内－自己－存在」として、躁病は病的「外－自己－存在」として、世界に態度をとることによって、いかに自我が敗北をこうむるかということを明らかにしている。自我－疾患は「意識の分裂」および「外界との痛みを伴う矛盾」から生じるとも述べている。

チューーリッヒ学派の研究者たちは、スキゾフレニア患者と健常者の心的世界に共通するものに関心を抱き、それを浮き出させることによって、治療論を展開した。つまり、グリージンガーが唱えたように、狂気のなかで失われることなく、なお十分に反応性を有する古い自我を回復し強化するために患者とともに繰り返し努力することである。

ハインリッヒ・ホフマン

チューリッヒ学派とブルクヘルツリは互いに分かつことができない。一八七〇年に開院したブルクヘルツリは、チューリッヒ大学精神科学講座と一体であり、臨床活動の場でもあり同時に研究の場でもあった。その課題は、すべての患者は、人間的尊厳と活動的な共同体のなかに組みいれられるように配慮されねばならないというヒューマニズムにあった。

ブルクヘルツリ新築計画のために、一人のドイツ人が招聘された。精神科医であり、児童精神医学の創始者であり、児童文学作家、心理学者、教育学者でもあるハインリッヒ・ホフマンである。彼は「精神病院新築のための計画案」を鑑定し、最終建築計画のための第二次勧告をまとめ、細かい部分にまで設計変更をもとめた。

一八六三年にホフマンはこう語っている。「わたしは信じる…チューリッヒの将来の精神科病院は、ここで計画されているとおりに建築されれば、ヨーロッパの精神科病院のなかでもっとも完全で最高の内部構造をもつであろう」。

ホフマンは、真似のできないやり方で、子どものこころのなかに入っていく能力があった。小さな患者たちの気をまぎらわせようとして筆をとり、絵本に仕上げた。『縮れ毛のペーター』の作者であり、そのなかの「ジッとしていないフィリップ」は、現在の多動児の症状を描いたものである。そのほか「路面に注意しないハンス」「スープ嫌いのカスパー」といった子どもの姿を描いた。彼の絵は「子どもの幻想の象徴的ゲシュタルト」となり、現在まで児童精神医学の絵本としても読みつがれている。

ホフマンの天才的指示は人心をとらえて、当時の額で約二百十六万フラン（現在の額でおよそ二百五十億円）の巨費をかけてブルクヘルツリは完成した。

ブルクヘルツリ告発

ホフマンが予言したように内部構造は最高のものができても、内容がともなわなければ意味はない。文字どおりヨーロッパにおける最高の病院となるためには、従来からの拘禁施設、介護施設としてのイメージを払拭して、本当に患者のための医療施設へと発展しなければならない。その道程は、ブルクヘルツリへの告発という事件を乗り越えることによってなしとげられる。

一八七九年一月二十五日、前任のチューリッヒ州書記ゴットフリート・ケラーは、チューリッヒ生まれの不幸な詩人ハインリッヒ・ロイトホルトをブルクヘルツリに訪問して大きなショックをうける。ケラーは、ドイツ系スイス人の詩人であり、チューリッヒに生まれたが、五歳のとき父を失い、貧しくて孤独な少年時代をおくった。チューリッヒ州奨学金を得てハイデルベルク、ベルリンで勉学生活をおくるが、暮らしがたたずに、郷里にもどる。やがて風景画家になることを志してミュンヘンにおもむくが、それにも挫折する。そして帰郷するまでの出来事を描いた自伝的な長編小説『緑のハインリッヒ』を発表する。ゲーテの『ヴィルヘルム・マイスター』の流れをくむ十九世紀ドイツ教養小説の最高峰といわれている。

その後、長編小説とともに多くの短編小説を発表し、市民階級のさまざまな俗物の姿を、鋭い眼光でもって写実的にいきいきと描いた。『ゼルトヴィーラの人々』では、スイスの田舎俗物たちの姿をユーモアと愛情をもって描き、『チューリッヒ小説集』では、郷土への愛を語っている。市民的倫理にうらづけられた現実主義の作品である。一八六一年チューリッヒ州第一書記官に選出される。以後、十五年間行政官として忠実に職務を遂行する。一生独身ですごしたが、遺言としてチューリッヒ州を第一相続人に指定して、州からうけた恩にむくいた。彼はロイトホルトの現状を知人の作家パウル・ハイゼに宛てた手紙に書いた。ハイゼはベルリン生まれの詩人であり、イタリアに舞台をとった多数の短編小説で流行作家となった。ロマンチックな抒情詩により時代を超越した美意識を主張している。

十三年前ブルクヘルツリ上棟式の折、ロイトホルトはみずからの詩を朗読するために屋根によじ登っていた。

あの気の毒な人は、もう外には出られないだろうと夢想しています。というのも、あらゆる街角で、彼にみんなが跪き、帽子を脱いでこころよく迎えていた尊敬がひどいことになっていました。

スイスとチューリッヒを深く愛するケラーにとって、ロイトホルトのブルクヘルツリにおける処遇は我慢ならないものであった。ケラーは、ロイトホルトのひどい姿に怒りを爆発させる。ブルクヘルツリでは「人間愛と科学が…管理になっている」と、新チューリッヒ新聞に告発する。当時、ブルクヘルツリにいたのは、無愛想なうえに、ベルリン風に患者とほとんど接触を持とうとしないドイツの神経科医、第三代主任教授エデュアルト・ヒッチヒであった。ヒッチヒは、犬の大脳の電気刺激の研究で知られた有名な学者であったが、患者との直接の交渉から遠ざかり実験室にこもっていた。

初代主任教授は、ドイツのベルンハルト・フォン・グッデンである。脳解剖学者として有名であり、死後の脳研究により早発性痴呆の原因を発見しようとしていた。彼はブルクヘルツリを去ったあと、ミュンヘン大学教授となり、国王ルドウィッヒ二世の主治医となった。しかし、散歩の途中、湖に入り自殺しようとした国王を助けようとして、一緒に亡くなった。第二代主任教授ドイツのグスタフ・ユグナンは、同じく脳の炎症の解剖学的研究で知られている。いずれも脳科学者であり、臨床に熱心でなかったうえに、患者たちが話すスイスドイツ語といわれる独特のなまりに熟達していなかった。

ハインリッヒ・ロイトホルト

ロイトホルトは、ベルリン、バーゼル、チューリッヒの大学で学んだのちヨーロッパ各地を放浪していた。ミュンヘンではガイゼル、ハイゼらを中心とする詩人グループ、ミュンヘン派のメンバーとなる。さらにジャーナリストとしても活躍したが、きわめて自意識が強く、完全性への志向性、美への追及、存在のはかなさの認識、そして苦悩の表現で知られているが、精神の起伏がはげしく、狂気のうちにブルクヘルツリで没した。

日本では「森の寂寞」「チューリッヒ湖」「落葉」「死ナントスル者ガ挨拶ヲ送ル」（石井不二雄訳）などが紹介されている。

落　葉

風に散るかそけき歌の数々よ、
砂に落ちて埋まるがいい！
一度も花を咲かせなかった木から
散る葉の群れよ。

風に散る枯れ葉の群れよ、
近づく冬の安息を告げる使者よ、
静かに落ちよ！　そして数々の
死せる希望の墓を覆い隠すのだ。

死ナントスル者ガ挨拶ヲ送ル

姿勢を正せ、決然と

汝の剣を振るえ
汝の気高さをあますところなく示せ！
戦え、怒り狂え。ただ、こんな
二日酔いのまま歌うのは止めよ！
あまりに深く時代の不安と
危難を感じ取ったならば、
おお、汝のその傷を
世間の嘲笑に対して隠しつづけよ！

不幸を喜ぶ世間の目に
重荷に耐えかねて、
運命に破れ去る時は、
汝の胸を、あらわな胸をさらせ、
世間の嘲笑に対し敢然と、
優雅な戦士として死の一撃に対し
誇り高く美しく！

アウグスト・フォレル

ブロイラーのフロイト思想への関心は、偶然に生まれたものではない。ブロイラーの前任者第四代主任教授アウグスト・フォレルの功績を忘れることはできない。フォレルは脳解剖学から出発したが、催眠術に興味をいだき、一八八七年ナンシイのベルネームとリエボーのもとへおもむき、直接に催眠の意義について認識する。この新しい心理的方法を患者に応用すべく、一八八〇年代から催眠療法をはじめた。フォレルは、ブルクヘルツリの同僚や看護者にも催眠術をかけた。特に強い関心をもっていたアルコール依存症患者の治療にも催眠術をもちいた。ここからブルクヘルツリの臨床精神療法がはじまる。

フォレルは、開放的で魅力的な人物であった。蟻の研究でも知られるように多才であった。一九〇五年に『性欲の問題』を出版して、小児性欲の存在を認めている。彼は、「無意識」の行動のなかに大きな意味があることを認めていた。社会活動としては、禁酒運動に熱心に取りくんだ。患者である靴屋のボスハルトの「院長先生。わたしは禁酒をしていますが、先生はしておられません」という言葉を聞いて禁酒したというエピソードがある。フォレルは多彩な人物であり、刑法の改革に参加し、さらに国際平和運動の先駆者となった。一九一八年、フォレル七十歳の誕生日にはヨーロッパ大陸の科学的禁酒運動の創始者として称賛された。

フォレルの催眠研究によりブルクヘルツリにおいて、フロイト理論への準備がなされ、ブロイラーによるスキゾフレニアの精神力動的理解へとつながる。フォレルはチューリッヒ学派の予備門ともいわれている。

フォレルとの関係でもう一人忘れてならない人物がいる。「アメリカ精神医学の祖」とよばれ、精神生物学を展開したアドルフ・マイヤーである。マイヤーはチューリッヒ近郊に生まれ、フォレルと父子のような師弟関係をむすんだ。彼も心理学的見解をスキゾフレニアの原因と治療に結びつけた最初の医学者に数えあげられる。

この世の最高の英知の館

ヒッチヒは去り、スイス人フォレルが跡をつぐことになる。フォレルの才能により、ブルクヘルツリは生まれ変わった。この有能で開放的な主任教授フォレルについて、ドイツの詩人ゲルハルト・ハウプトマンは、「彼についての解明が、わたしにとって圧倒的な影響をもっている。彼はわたしに、人間の精神について決して失ってはならない知識をつたえてくれた」と、賛辞をささげ、フォレルの催眠術の提示について、「講義で観覧に供したことは、この領域の驚異である」とまで賞賛している。

ハウプトマンの詩「神に背かぬもの」のなかで、ブルクヘルツリは「この世の最高の英知の館」と謳いあげられる。ハウプトマンは、ドイツの作家、劇作家であるが、自然主義運動に参加して一躍近代劇運動の闘士となった。三角関係になやむ弱い夫を描いた『寂しき人々』、ハウプトマンが劇壇的地位を得ることになる職工一揆を題材にした『職工』、そして喜劇『海狸の毛皮』などが知られている。その作風は、自然主義、新ロマン主義から実存主義までおよんでいる。多様な親和力をそなえた感受性と、たぶんに非個性的である世界主義により、一九一二年ノーベル文学賞を授与された。

第3章　ブロイラーの理論

「早発性痴呆（精神分裂病群）の予後」（一九〇八年）

本論文はクレペリンの早発性痴呆という概念にかえて、世界ではじめてスキゾフレニアという概念を提唱したブロイラーの有名な論文であるが、わが国ではほとんど知られていない。

クレペリンの早発性痴呆においては、痴呆が必須であるということも、早発性が必須であるということも、いずれも問題にはならないということを再度力説しておきたい。このような立場から、また早発性痴呆という表現では形容詞的に使用するにせよ名詞的に使用するにせよ、これ以上は明確化することはできないということから、ここではクレペリンの名称に対してスキゾフレニアという用語をもちいることにしたい。すなわち、わたしはさまざまな精神機能の解離あるいはスプリッティングが、このグループの全体の顕著な症状であると確信しているからである。

われわれは病因に関する研究、およびこれらの症状についての心理学的研究こそが、新しい光明をもたらすであろうことを期待している。

なによりもまず強調しなければならないことは、予後は単にわれわれがその症状群にしたがって診断し命名するところの疾患に依存するのみならず、その他の多種多様に交差しながら代償しあうところの多数の要因によって条件づけられているということである。

ブロイラーはこの論文において、スキゾフレニアの疾患過程と症状論についての仮説を立てる。すなわち疾患過程に属する一次症状と、周囲の影響およびみずからの病める精神の反応性として生じてくる二次症状を明確にするための努力をしなければならないと説く。彼は、骨粗鬆症を例にあげている。骨粗鬆症は、外傷が加わるまで症状を呈することはないが、実際には広範に進行していることがある。予後の重点は、骨脆弱性にあり、それぞれの外的事情に応じてその症状を呈することもあるし、そうでないこともある。骨脆弱性が一次症状であり、軽度の外傷の場合における骨折は二次症状である。スキゾフレニア疾患過程には、障害をつくりだすいくつかの要素的なものがあり、それにもとづいてさまざまな原因があいまって幻覚や妄想が生じてくる。精神的領域において見いだされるもっとも要素的なものは、連想の障害である。そのため思路は誤った方向へと迷いこみ、なかでも情動にゆだねられる結果、論理的機能の部分的あるいは全体的喪失にいたる。

論文の最後は次のような文章で終えられている。

このようにしてわれわれはスキゾフレニアの痴呆は、個々の症状においてのみならず、全体としても消退可能性を有しているものと考える。スキゾフレニアの痴呆の遅発治癒の症例は、決して突発的な不可解な出来事ではなく、このような治癒を考慮にいれることを学ばせるものといえよう。いずれにしてもこれまで獲得してきた観点にしたがえば、スキゾフレニアの痴呆の遅発治癒については、それを誤診の証拠とみなす必然性は存在しない。

ブロイラーは、スキゾフレニアの最初の論文において、その疾患過程と症状論を理解することにより、早発性痴呆の名のもとに予後不良とされた疾患に対して、長い時間が経過したあとでも、個々の症状のみならず全体としても消退する可能性を主張している。

「精神病の症候論におけるフロイト的機制」（一九〇六年）

ブロイラーがこの論文を発表したきっかけは、シュピールベルクが『神経治療学中央雑誌』でフロイトの精神分析を酷評し、アシャッフェンブルクが南西ドイツ神経科医および精神科医の学会講演においてフロイトを激しく攻撃したため、人々がたじろぎ、精神分析のなかにも価値あるものが潜んでいるのではないかということを、観察する余裕をなくしてしまったことに対する批判からであった。

フロイトについては、誤解されている可能性があり、わたしはより深く研究することによって、あるいは少なくとも過小評価し得ない価値を見いだせるのではないか、すなわち、精神を一つの新しい側面から考察しなおすきっかけになるのではないか、と考えている。これはわたしが確信していることであるが、直感的に正しいと思える場合、まさにその重要な認識が締めだされないようにするのが、学問における方法である。

フロイトの主張によれば、われわれの精神はその世界像をまさにわれわれの願望および志向に一致するように、作りかえ得るということである。このような傾向は外的な事情によって必要とされる思考が、現実への論理的関係によって妨害されるというすべての状況において、抑制されることなく出現してくる。特に夢においてはそうであるが、同時に、周囲を必要としないあらゆる覚醒時における精神活動、すなわち、われわれの無意識の運動、不注意な会話、および書字などの場合にも出現する。病的状態については、フロイトがすでに神経症の症状論において証明しており、さらにそこで得た認識を治療的に応用しようと試みている。しかしながら、同様の機制が、その他の精神病の病理においても働いているかどうかについてはいまだに明らかでない。

ブロイラーは、みずからの日常生活体験を通じて、フロイトの学説の本質的な要素が提示されていることを明らかにする。

わたしが管理していた精神病院で、一人の患者が自殺を遂行した。わたしは翌日の夜、以前に監督していた精神病院で不幸な事態が起こる夢をみた。そのことによって――たった今現実に起こってしまったことについては、責任をとらなくてもよいという理由から――わたしは負担が軽くなったのみならず、さらに、これは自分の後継者の管理下で起こったことであり、わたしが管理をつとめていた長い年月の間に起こったことではないという理由から、わたしが後継者よりも優秀な院長であると自負できることにもなったのである。

ある時、わたしは精神病院の詰所にいる夢をみた。わたしは患者たちに囲まれ、しかも看護者たちが間近にいて、彼らがその出来事を一部始終目撃していた。わたしは幼い子どものようにおまるに座っており、そのうえ床を汚していた。それは、その数日前にもっと如才なくおこなうべきであった出来事における、わたしの不手際についての激しい嘲笑であった。この夢によって、みずからが赤ん坊のように当惑していたということを伝えようとしたのみならず、同時に、わたしは一歳の子どもに期待される課題さえ処理できなかったということをも示唆している。

ブロイラーは、言い間違い、読み間違いにも同じ規制が働いているとして、みずからの体験を述べている。「活動」(ライストゥング)を「管理」(ライトゥング)と読み間違えたことがあるが、それは自分が「活動」ではなく「管理」が適合するような思考の範疇のなかに没頭していたからである。「連想の遊戯」（アソチアチオンス・シュピール）を「連想の資本」（アソチアチオンス・キャピタル）と読み間違えたのは、ある企画をめぐって確かに資金繰りにせまられていたことによる。確かに「資本」という概念は、自分の感情が要求するコンプレックスに属しているものである。別の機会には、「中休み」（パウゼン・ダウエル）の代わりに「吹聴吹き」（ポザウネン・ダウエル）と読んでしまった。それは数分前にあった、宴席での大袈裟な礼賛に怒りをおぼえていたからである。

ついで詩人の幻想について、それが願望に一致した領域に生じることを明らかにする。詩人がみずから意識されているか、あるいは無意識に苦悩しているような表象、みずからを震撼させるような出来事を、作品のなかに「解除する」場合である。

ヨハン・ヴォルフガング・フォン・ゲーテの全生涯は、自身が述べているように、みずからを喜ばせたり苦しめたりすることを、絵画や詩の形に変換することにより、みずからと決着をつけようとしたものである。こうしてヴェルテルのなかに、ロッテ・ブッフへの見通しのつかない愛を解除したのである。彼がヴェルテルに死の運命を課したのは、芸術的な必然性のみからではなく、いっさいのことをなして苦しんでいるみずからの人格の側面を、抹殺しなければならなかったからである。

ゲーテは、シュトラスブルク大学時代、田舎娘と都会娘のあいだのような可愛らしくて素朴な美しい牧師の娘フリーデリケと激しい恋愛をしたが、面とむかって彼女に別れを告げることもなく、学業をおえると郷里へ帰ってしまった。いかなる理由があるにせよ、非はすべて彼にあった。

やがて、帝国最高裁判所の実習生としてヴェッツラーに滞在中、ゲーテはふたたび婚約者のあるシャルロッテ・ブッフという女性と恋におちいった。彼女は理知的でありながら、素朴であり、しっかり者であった。ゲーテはなにかに飢えているように、ロッテに迫っていった。この恋は婚約者の寛大な態度により、破局をみることなく終わった。彼女のもとを去ってまもなく、ヴェッツラーで知りあったゲーテの友人が、自分と同じように、人妻に失恋した挙句に自殺した、という報告をうける。この衝撃から生まれたのが『若きヴェルテルの悩み』である。ヴェルテルの青い燕尾服と黄色いチョッキ、黄色いズボンは、当時の若者の最先端のファッションとなり、話し言葉は流行語となり、そのモデルの墓は巡礼先のようになった。

スペインの実在作家をモデルにした悲劇『クラヴィーゴ』には、可憐で素朴な恋人フリーデリケを、一方的な手紙で別離に追いやったゲーテ自身の罪悪感が投影されている。この罪悪感、悔恨、懺悔は、ゲーテのこころの奥底に残り、生涯をつらぬくコンプレックスとなった。そのモチーフはさまざまな作品のなかで形をかえながら、晩年の『ファウスト』へと純化されていく。

さきに取りあげたチューリッヒ州書記ゴットフリート・ケラーも、みずからの高く張りつめた理想像にかなう女性に囲まれていたが、決して幸せではなかった。それだからこそ、

詩人の罪のなかのもっとも愛らしきもの
それは甘美な女性像を創り出すこと
あたかも過酷な大地が決して実らせることのないような

このような女性像と関わることによって、愛を補充せねばならなかった。

『アルプスの少女ハイジ』で知られるスイスの偉大な児童文学者ヨハンナ・シュピリが執筆活動に入ったのは、待望の孫を断念しなければならないときであった。シュピリは、文学の世界で自分の孫を創造したのである。初期の作品には、主人公が貧窮のなかで死んでいくという悲しい物語が多かったが、後半の作品になると、幸福な結末にいたるようになる。

フリードリッヒ・ヴィルヘルム・ニーチェは、過度に繊細でやさしい性格であったために、「超人」すなわち「ブロンドの野獣」を創造したのである。ニーチェは、身体的には健康であったが、口がきけるようになるまで二年半もかかったように、内向的で神経質な子どもであった。叱られると、黙って引きこもってしまうものの、自分が悪くないと思うと、黙りとお

すという強い半面を持ちあわせていた。幼いころに、父親と弟を失うという不幸に見舞われる。後年の「神の死」というニーチェ思想の背景には、このような喪失体験が影を落としている。真面目で考えこみがちで、少し風変わりな子どもであったことから、「小さな坊さん」というあだ名をつけられていた。『ツァラトゥストラはかく語りき』のなかで「神の死」という現代人の不信仰を問題としながら、神が死んだことによるニヒリズムという大きな空白を、「超人」を創造することによって、未来への希望を託そうとした。

ヒューストン・スチュアート・チェンバレンは、イギリス系ドイツの著作家で、ワーグナーの娘と再婚してドイツに帰化しているが、アーリア人を中心とする一種の人種主義的歴史哲学を展開して、ナチズムの思想的基盤を用意したといわれる。チェンバレンは、人種の意義についての偉大な先駆者であるが、純粋なゲルマン出身ではなかった。チェンバレン理論に鼓舞された信奉者たちについては、いずれも混血であることが知られている。

このように詩人の無意識の象徴を理解する方法を教えてくれたのは、ウィーンの心理学者のお陰であるとブロイラーは評価する。さらにブロイラーは、同じ機制が精神病の病理においても顕著に働いていると主張する。一例として正常な夢と妄想形成のあいだを同時に移行するような症例をあげている。

ある男性の破瓜病《はか》［スキゾフレニアのなかでも青春期に出現し、表面的な病像がグロテスクで誇張された不穏行動を特徴とするものとされていた］患者は、自分の父親が亡くなっており、患者みずからが剃刀でその首を切ったのだと主張した。患者は父親と面会したあとも、なおこの考えに固執していた。実は、患者は父親が自殺する夢をみていた。さらに詳細な分析によって、父親が若い女性と結婚したこと、その女性を息子もまた愛していたことが明らかになった。そのために父親は息子と交代しなければならなかったのである。

その他の妄想観念についても、ブロイラーは、フロイトの発見を考慮することなく理解することは不可能であると述べている。振戦せん妄の幻覚においても、感情的に強調されたコンプレックスが大きな役割を演じている。器質性精神病の場合にも、フロイトの原則にしたがって精選されたことが生じている。てんかん性朦朧状態の場合にも、コンプレックスが連想に影響をあたえている。

ブロイラーは、一九一三年に発表した「フロイトの理論」のなかで、幼児性欲が存在していること、それはしばしば両親にむすびついており（エディプス・コンプレックス）、性的目標への固着は幼児期にきめられること、神経症患者においても、精神病患者においても、倒錯的志向の痕跡が発見されること、それが症候論に影響をあたえるということは認めるが、スキゾフレニアが同性愛的要因によって発生するという理論については証明されていないと批判している。

フロイトの理論ですべてが解明されたわけではない。ブロイラーは、フロイトの言うように、われわれの精神が快適なるものを求めて、それに固執するものであるとするならば、精神疾患の表出が患者にとって耐えがたいものになるということは、何に由来するのであろうかと反論している。ブロイラーは、心因性による症例があることは除外できないとしても、スキゾフレニアは一次性の器質性の基盤のうえに、自閉的思考、置き換え、圧縮を通じて発生するものであると考える。そのさい、フロイトの夢に類似する現象を通じて、現実の錯誤が形成され、両価的コンプレックスが本質的な役割を演じるとしている。

フロイトの抑圧という概念についても、病的素質がある場合、「完全な押さえこみ」ではなく、思考は情動とともに無意識から逃れて効力をもちつづけて、さまざまな疾患の症状を作り出すのではないかと述べている。

「自閉的思考」(一九一二年)

「自閉」はブロイラーが定義した概念である。ブルクヘルツリ精神病理学用語集によれば、現実異質的、情動主導的表象のなかへの持続的閉じこもり、すなわち現実回避、関係喪失、感情的欲求から「逸れて生活すること」とされている。「情動性」もブロイラーの定義による概念であり、「情動、感情、気分を包括する」ものとされている。

ブロイラーはこの論文についてみずから注釈を加えている。

この論文は、ユングの「思考の二つの様式について」という研究が発表される以前に書かれたものである。この著者は、わたしが論理的思考あるいは現実的思考と名づけたものを方向性のある思考として、自閉的思考を、夢を見ることあるいは幻想することとして表現している。「前者は言語的要素を伝達するために機能するのであり、努力を要し、消耗するものであるが、それに対して、後者は回想を伝達するために労力を要することなく、いわば自発的に機能するものである。前者は新しく想像し、適応しようとつとめ、現実を模倣するとともに、それに対して働きかけようとする。それに対して、後者は現実から背をむけて主観的な願望を解放するものの、適応についてはまったく非生産的である」。この本質的な部分はわたしの了解していることと合致している。それでも、いくつかの相違は存在している。すなわち、わたしの見解によれば、自閉的思考もまた方向づけられる可能性があるということであり、さまざまな概念を言葉でとらえることができなくても、誰でも方向性を持って、しかも現実的（論理的）に考えることが可能であるように、言葉で自閉的に考えることも可能である。さらに強調しなければならないのは、自閉的思考において、まさに言葉とその連想がしばしば非常に重要な役割を演じているということである。

ブロイラーは論文の冒頭で自閉について定義している。

スキゾフレニアのもっとも重要な症状の一つは、外的世界からの活動の離反をともなう内的生活の優位である。重症の症例においては、完全に退却して夢の世界を生きるようになる。軽症の症例においては、同じ現象を呈していてもその程度がより軽くなる。わたしはこの症状を自閉と名づけている。

それを詳細にみるならば、日常的なものからのこれと同じ離反によって、たいていのスキゾフレニアの思考過誤一般が生じ、さらに特に妄想観念が生じてくることは明らかである。われわれはさらにこの機制を、通常の睡眠の夢のなかに、ヒステリー患者ならびに健常者の白昼夢のなかに、神話のなかに、その神話のもとになる迷信のなかに、そして思考の現実からのその他の離反のなかに明瞭に見出すのである。木馬にまたがり将軍を演じるという少年の夢にはじまり、芸術作品のなかでみずからの不幸な愛を、感情表現に託して解消させ、あるいは幸福な愛に転化させるという詩人をへて、朦朧ヒステリー患者、およびみずからの絶対実現不可能な願望を幻覚のなかでかなえられたように感じとるスキゾフレニア患者にいたるまで、本質的にはただ量的差異をしめすにすぎない尺度にもとづく、あらゆる移行が存在する。

ブロイラーは、自閉の特徴について述べている。スキゾフレニア患者の妄想観念は、表面的な観察からみられるような、一つの偶然によせ集められた堆積や無規則な「妄想カオス」ではなく、コンプレックスの表現であり、環境との矛盾と折り合いをつけようとする試みである。自閉的思考は、一つの傾向を有している思考である。その志向にふさわしい連想が開拓され、それに対立するものが抑えられる。それは情動の作用にもとづく機制なのである。一つの傾向、一つの志向とは、まさに情動と同一の現象の遠心的側面にすぎないのであり、求心的側面から名づければ情動ということになる。

自閉的思考とは、大体において快楽表象への欲求であり、この狭義の概念をフロイトは「快楽機制」と名づけた。ブロイラーはこの表現を受けいれてはいない。なぜなら、自閉的思考は、一人の人間のなかにひそむすべての可能な傾向および衝動を表現し得るものなのである。自閉的機制は、われわれの保存衝動にも影響をあたえる。われわれの行動の目的は、予測される快楽および不快によって決定される。自閉がいかに時間的関係を度外視するか、ということにも注目しなければならない。意識においては、数十年前に片づけられた志向が、自閉においては、今でも生き生きと存在している。情動的方向性は、個人個人の神話におけるのと同様に、民族の神話においても大きな意義を有している。このテーマについてはユングが関わっている。

『医学における自閉的‒無規律的思考とその克服』（一九一九年）

第五版（一九七六年）序文のなかで、ブロイラーの息子であり、ブルクヘルツリの第七代主任教授となったマンフレット・ブロイラーは、この初版が出た当時、いかにブロイラーが精神分析に深くかかわり、それにあびせられた悪意に満ちた議論と闘っていたかを書き記している。ブロイラーは、精神療法家はみずからの人間的弱みを知らねばならないという要請を受けいれ、医者の人間性による患者への影響力を信じていた。このような流れのなかで、ブロイラーは心理学的観点から「自閉的‒無規律的思考」に興味をいだき、やがてこの思考がフロイトの言う無意識過程と同じ法則によって支配されていることを明らかにする。

この著書のなかで、人間のさまざまな思考形式を取りあげ、「注意深い思考」と「怠惰な思考」、「科学的思考」と「慣用的思考」、「現実的思考」と「自閉的思考」、「規律的思考」と「無規律的思考」というように対比させながら検討している。なかでも特徴的なのが「自閉的思考」と「規律的思考」である。

ブロイラーによれば、医学における「自閉的思考」とは、天文学における占星術、化学における錬金術の段階に相当する。いわゆる前科学時代の思考を言う。これは神話を支配する思考、夢のなかの思考、自閉的スキゾフレニア患者にみられる思考と同一であるのみならず、われわれ医者としての日常行為とも無縁ではない。いや、今もなお、思考慣習としての効用をもっている。医学においては、厳密な科学的方法で臨床の課題を解決できるほど、われわれの知識は深くない。ここに誤りを論理的に自覚することなく、怠惰なごまかしの思考にながれる危険性が生じる。患者を助けなければならない、という衝動に駆られるあまり、「わたしは何も知らない」と、みずからをきびしく認識することを嫌悪して、患者への親切さにかまけて、論理的よりも情動的に「方向づけられた」思考に盲従するにいたる。われわれにとって自閉的思考は、いわば生理的必然性といってもよい。

「規律的思考」は、これと対極をなす思考である。科学に要求される注意深い思考、現実的思考、因果了解的思考がこれに属する。事実を基盤として、そこから類推し、結論を出し、仮説をたて、さらに検証することによりはぐくまれる思考、「何を知っており、何を半分しか知らず、何をまったく知らないか」という自己への容赦のない試問に耐えて、誤りの源泉への良心的な探索によりはぐくまれる思考である。したがって、規律的思考には、自律性とともに、あらゆる雑多な意見から自由であるという能力が要求される。それによりはじめて、自閉的思考への道を回避することが可能となる。すなわち、規律的思考により、症状の了解的関連から原因を推測して、心理的機制を研究し、治療への正しい道を解明することが可能となる。この規律的思考に対立するいっさいの思考を「無規律的思考」と言う。したがって、自閉的思考と無規律的思考は、本質的に同一の内容を意味する。

この「自閉的−無規律的思考」に今日的意義はあるのだろうか。マンフレットは、「新しく発見された治療法が、証明されている適応範囲を超えて拡大され」「願望に担われた無規律的思考により」「そのまま放置したほうがよい場合でも適応とされる、といった時代に生きてはいないだろうか」と自問している。この指摘したとおり、今日のわが国の医療事情にも通じるものである。

ブロイラーは、他の同僚たちのように、格言、追想録あるいは世界と人生への詩作といったものこそ残さなかったが、同僚たちが私的に発言すると自身の名誉に傷がつくと恐れるようなことに対しても臆することはなく黙ってはいなかった。

この著書から、ブロイラーの姿勢がくみとれる。

技術者は気楽であり、装置に没頭し、それが通用するまで、あるいは課題の解決不能が証明されるまで、それを改善しようとするが、医者はそうはいかない。対抗手段をみつけるために、任意の肺炎を集めることはできない。義手をテストするために、手を切断することはできない。そのうえ、何よりも依頼主は待つための時間がない。それゆえ、処方箋を書くのに必要なつかの間にも、装置を手にしようとする。なるほどこの装置はしばしば慰めに役にたつが、すぐに過ぎさるものではなく、まれに時勢に乗ってしまう。しかも時勢はたいてい患者が望むようになびくので、医者もまたいつもの好奇心で患者と同じところに立ちいたっていることに気がつかない。

もっとも痛切に主張したいことは、わたし自身が規律的思考の実践にむけて、なお準備されていない時代の子であることを、十分に意識して感じているということである。わたしはみずからが非難するその誤りのただなかにいる。しかし、わたしはそれを自覚し、そこからじっとうかがい、力を合わせて問題解決に努めている。

一つの病気に対して多くの手段が推奨されればされるほど、確実には何一つとして効果がないという古くからの自明の証言がある。確実に治す一つの手段を手に入れると、他のものはひとりでに捨てさられてしまう。

われわれが医者であるならば、当然、扁桃腺の単なる発熱ぐらいでは、四十度を超えても病院の診察をおこない、四十度から三十九度のあいだならば山のなかへ入り十時間も患者のためによじ登りもするが、患者や使用人に対してはそのようなことをいっさい要求しようとはしない。

医学においては、あまりにも早急にかつ束縛されることなく、人を助けねばならないという衝動がある。いかにして、どこで人を助けるべきかという熟慮は、あまりにものろく控えめである。わたしが「いかに」助け得るのかを熟慮する代わりに、病気に対して「何か」をしなければならないという衝動を、あまりにもはなはだしく抱く。

最高の認識とは、われわれが何も知らないという認識ではなく、知っていることと知らないことを区別するという認識、すなわち、われわれが何を知っており、何を知らないかを知ることである。

いんぎんは快適に近い。たとえ患者にとって幸運であると同時に、臨床をうまくおこなうすべを知っている大層な変人がいたとしても、かかるあまりに純粋な医者は、わたしの理想ではない。ところで、過労病である神経衰弱については、なんとしても問題にする必要がある。そこでは反対に、人生の現実的課題を前にしての物怖じが病気の原因であり、比喩的にいうならば、平手打ちがそのだらしのない健康への確信をもっともうまく修正することもあるのではないか。そのような場合、いわんやわれわれが仕事をなお休むように指示するならば、支障があるのみならず、いんぎんの域を超えてもはや正当化され得ない親切さの域へと移ってしまう。

それゆえ何が、われわれに現実性についての攻撃され得ない新しい認識をもたらすのかということは、数学的操作自体の適応ではなく、観察と思考における厳密さであり、それにもとづいてはじめて、ただ一度だけ採用される（数学的原理と公式の）思考形式の適応が可能となり、利益をもたらすことになる。この意味でも「厳密な思考」は数学の外に存する。

「不必要な事柄」とは、その最たるものである優先競争を思いおこさせる。われわれのギルドは非常に慎み深いので、医療の宣伝が胃と生活問題に密接に関係しているにもかかわらず、あるいはそれゆえにこれを厳禁する。

「両価性」（一九一四年）

「両価性」もブロイラーが定義した概念である。ブルクヘルツリ精神病理学用語集によれば「病的な情動的、知的スプリッティングあるいは決段不能」と定義されている。

ブロイラーはこの概念に思い至った症例について述べている。

ある隔離されている女性の精神病患者は、年余にわたり、強い情動をともなった激しい誹謗によって精神病院から出してほしいと要求している。滞在先を世話し、旅費を支払ってくれる人がいればもちろん出られると、毎日のように言い聞かせても、彼女はそうしない。

同じ精神病に罹患しているある母親が、自分の子どもを毒殺した。ところが後に、彼女はみずからが行った行為に絶望する。苦悩しつつ悲嘆し、泣きはらしながらも、同時に口元には明らかに笑みを浮かべている。患者はこうしたことを意識しているわけではない。

健常者は、意識的な熟慮によるにせよ、利益と不利益とを相対的に天秤にかけて、みずからの主観的な評価に応じて、不快が最小に快が最大になるように行動する。しかし、患者のスプリットした精神は、有利なものも不利なものも評価しようとする結果、二つの評価系列を統一的な均衡へともたらすことが徐々にできなくなる。退院するという観念は、たがいに矛盾しながら関連をもたずに並存し、二つの感情的に強調されたままにとどまる。これがすなわち両価性である。

自分の子どもを殺してしまった母親は、子どもを過失によって殺したわけではなく、長い争いのはてに殺害してしまった。彼女は夫を愛していなかったため、この夫とのあいだに生まれた男児の存在は、彼女にとって恐怖であった。それゆえに、彼女は子どもを殺害したのであり、殺害したあとで微笑を浮かべていたのである。しかし、殺された男児は、彼女自身が愛していたみずからの子どもでもあったために、子どもの死に涙するのである。

スキゾフレニアと両価性

思路におけるスプリッティングを特徴とし、それゆえにスキゾフレニアと呼ばれる早発性痴呆でも、日常的に同じような現象に遭遇する。連想の障害は、同一の観念に顕著に対極的な感情を付与する。この種の患者のみならず、健常者においても、いたるところで両価的なコンプレックスを見出すのであり、われわれの精神にとりわけ影響をおよぼしている。

一般的に対立するものは、互いに排除しあい、可能なかぎり遠く離れて存在するものと考えられるが、実際には、もっとも密接に関連しあっている。知的な領域に関して、もっとも自明なものになる。白と黒、山と渓谷、明光と暗闇、寒気と温暖は、同一の概念の異なった側面に過ぎない。幼児の表現において、否定はいたるところで、肯定に近接している。このような知的両価性についても、もちろん情動的両価性から切り離すことはできない。

憎しみと愛は、こころのなかに同居することができるが、そこに無関心が加わることは決してない。激烈な憎しみは、愛から生じる。ある女性が憎悪するのは、愛していたか、愛しているか、あるいはこれから愛そうとしているからである。両価性の特別な発現様式を、性に見出すこともできる。マゾヒズムとサディズムにおける痛みと性的快楽は、正常な人間にひそむ傾向が度を越しているにすぎない。

夢は、内的葛藤、したがって両価的テーマに関係していることが多い。フロイトの解釈を受けいれようとする気がある者ならだれでも、両価的観念を夢、あるいは夢の内容の本質的原因として考察しなければならない。

両価性は、詩作のもっとも重要な動機の一つである。同時に、詩作へのエネルギーともなる。真の詩人は、みずからを動かすコンプレックスを表出しようとする。ゲーテは『若きヴェルテルの悩み』『クラヴィーゴ』その他のすべての作品において、みずからのコンプレックスを生きぬこうとした。ゴットフリート・ケラーは、好意とその反対の感情に相応して、ひそかに愛しているベティ・テンダーリングを、『拗ね者、バンクラーツ』のなかの男たらしのリディアと、『緑のハインリッヒ』のなかの美しい拾いものである理想化されたドルトファンのなかに溶解させた。

神話、伝説および民俗も、夢と詩作に密接に関係している。神話の本質も、両価的であるか、あるいは対立する組みあわせのなかに溶解している。太陽神は、あらゆるものに生命をあたえると同時に、焼きつくし生命を奪うものでもある。善の運命と悪の運命に関与する全能の一者は、絶えず神と悪魔に分離される。

情動的両価性は、同一人物に対する激しい愛と強烈な憎しみが並列し、入り乱れるなかであらわれてくる。ある女性患者は、数時間にわたり同じことを復唱している。「あんたは天使よ、あんたは悪魔だ、あんたは天使よ」。ここで患者は同一人物のことを考えている。スキゾフレニアの妄想観念においては迫害者になる。

知的および情動的両価性は、しばしば患者を苦しめる不断の声になる。患者たちが何かをしようとすると、それは良くない、という声が聞こえてくる。それに従おうとすると、今度は、それが良くないことになる。「プラスの声とマイナスの声」と呼ぶ患者もいる。これらの声が、両方の耳に割り当てられることもある。

「分裂病性拒絶症理論への寄与」(一九一〇年)

拒絶症状は、スキゾフレニアの治療において特に困難な症状である。拒絶症への対応ができれば治療への困難なハードルはとりあえず乗りこえられる。本論文を要約すると以下のようになる。

a　幻想のなかに向かう患者の自閉的な退却。これに対する外部からの関与は、ことごとく耐えがたい障害になる。これがもっとも重要な要素である。

b　人生の心的外傷(否定的コンプレックス、実現されない願望)の存続。心的外傷は触れるよりも保護されねばならない。

c　周囲の誤認およびその意図の誤認。

d　周囲への直接的で敵対的な関係。

e　スキゾフレニア患者の病的敏感性。

f　「思考の抑圧」および行動と思考の困難化。これらのことによりすべての反応が苦悩をもよおすものになる。

g　両価的な感情強調をともなう性欲も、しばしば拒絶症的反応の基礎になる。

治療に関しては、「もっとも重要な要素である自閉的退却を大切に受けとめながら、人生の傷、否定的コンプレックスに慎重に対応する」「思考の抑圧、両価性に対処しながら、敵対的な関係ならないように環境を調節する」「生理的なものに起因する病的刺激性に対しては、薬物を処方する」などを重要視している。

この百年間、この見取り図以上にスキゾフレニアの治療方針の進歩があったのであろうか。

『早発性痴呆または精神分裂病群』（一九一一年）／復刻版（一九八八年）

本著により、スキゾフレニアという病名は世界中に知られることになった。

「わたしは早発性痴呆をスキゾフレニアと呼ぶ。その理由は、さまざまな精神機能のスプリッティングがもっとも重要な特性の一つであるからである」として、ブロイラーは疾患の新しい名称を提案し、「すべての症例に、多少の差はあれ精神機能の明白なスプリッティングが存在する。疾患が顕著になると人格はその統一を失い、そのときどきの精神的コンプレックスが個人を代表することになる」と内容を定義した。

基本症状として、連想（Assoziation）の障害、情動性（Affektivität）の障害、両価性（Ambivalenz）、自閉（Autismus）を取りあげ、幻覚、妄想などは副次的症状とした。これらの基本症状はのちの精神科医たちによりブロイラーの「4A」と呼ばれて有名になった。症状の理論としては、「疾患過程から直接に生じてくる症状」としての一次症状と、「なにか内外の過程に対して患者の心性が二次的に反応して生じる症状」としての二次症状という機構を仮定した。一次症状としては確実ではないとしながらも連想の障害を想定した。

連想の障害から、思考の移動、濃縮、交換、一般化、音韻連合などにより二次症状が成立し、論理的機能の弱化により、感情的に強調された性のコンプレックスが妄想形態として姿をあらわしてくる。コンプレックスがみずからの境界を強くし、大きな自立性を獲得するにつれて、心的機能はさらにスプリットしていく。

治療については、疾患過程が不明なので治癒させる手段は存在しないと悲観的である。それでも、症状の経過と疾患過程そのものの経過は並行する必要はまったくないとも主張している。治療の課題は、自分を統制できるようになる教育と現実との接触の再建、自閉との闘いであり、作業療法の有効性を強調した。

本著の最後は、次の文章で終えられている。

「目下のところわれわれ精神科医は、われわれの社会の残酷な見解にしたがうという悲しむべき義務のもとに立っている。しかし、われわれはこの見解がおのずから変わる日のために最善を尽くすという義務をもまた負っている」。

執筆の背景

この名称を選択した理由について、ブロイラーは精神病の本質への新しい展望を開くために、心理学的諸関連にいささかの証明を与えようとしたからであると述べている。しかし、すべての観念はクレペリンに由来し、みずからの努力の主要な部分はフロイトの思想を早発性痴呆に適応したものにほかならない、とあくまで謙虚な姿勢をつらぬいている。

ブロイラーは、外国の有名な学者や政治家、金持ち連中に対して、まったく劣等感をもたず、精神病患者や貧乏な人たち、家族に対しては温かい存在であった。臨床においては、つねに同僚の模範であり、主任教授であるという素振りをみせることもなく、控え目であり、謙虚で恥ずかしがり屋であった。

一八八六年、二十九歳の若さでライナウ精神科病院の院長になったブロイラーは、そこで十二年間を過ごした。ライン川の小さな島にあるこの中世の修道院を改築した病院は、当時は看護病院であった。彼は独身でもあり、患者たちといつも一緒に過ごした。一緒に畑で働き、散歩し、芝居をし、ダンスに興じた。先にも書いたようにそんな日々のなかで、彼はいつもメモと筆記用具をポケットに入れて、患者たちについて見聞きすることのすべてを、速記でメモした。メモは数万枚に達した。

一八九八年、チューリッヒ大学精神科第五代教授となりブルクヘルツリ院長になる。まもなくドイツ精神科医グループを率いるアシャッフェンブルクから『精神医学全書』「早発性痴呆」についての執筆を求められる。ブロイラーはそれまでの貴重な体験を書物にできることを喜び、週末になるとメモで一杯になった重いリュックサックをかついで、ブルクヘルツリからそう遠くないツォリコンの父親の家を訪れては著作にいそしんだ。そして誕生したのが本著である。

本著の最大の特徴は、患者との直接の交流による個人的な観察にもとづいていることである。どのページを見開いても、患者の生き生きとした姿がつたわってくる。

本著の意義

復刻版序文で、マンフレット・ブロイラーが本著の今日における五つの意義について解説している。

第一は、通常の精神医学の教科書でみられるように、精神症状を完結した概念としてとらえるのではなく、できるだけ先入観なくみずからが患者で観察したままを提示したことである。理論的概念を決定的なものとして押しつけるのではなく、それらの概念を自由に熟慮させようとしたのであり、そうすることにより読者がそれぞれの患者で提示された精神医学的概念を追試することが可能になるであろう。

第二は、重要である。それは個々の観察、個々の症状についての命名の背後には、患者の人格との関連、内的生活との関連を明らかにしようとすることが目指されている。ここでは、長期的展望に立ったスキゾフレニア患者への精神分析的治療については書かれていないが、フロイトによる精神分析に鼓舞されて、患者の精神症状を不安、希望、葛藤と関連づけようとした。そのためにユングが大きな役割を演じた。

第三は、なお一層の大きな意義を有している。それはスキゾフレニア患者には痴呆とみなされうるような内的生活の障害と平行して、豊かな内的生活が保持されていることを明らかにしたことである。すなわち、スキゾフレニア患者の記憶、計画、感情、行動様式のあいだにみられる関連は、本質的には健常者においてもみられるということ、すなわち患者の病気は内的生活現象の褪色や喪失によって特徴づけられるものではなく、内的現象の調和の障害、スプリッティングの亢進によって特徴づけられるものであり、それが矛盾した表象、感覚、傾向と一緒になり、スキゾフレニア患者の思考、感覚、行動のなかで顕在化してくるのである。ブロイラーは、内的現象の調和の障害、過剰なスプリットとして特徴づけられるという理由から、早発性痴呆を「スキゾフレニア性精神障害」という表現に置き換えたのである。

第四は、もっとも重要な意義を有している。それはスキゾフレニア患者の処遇と治療の重要性を強調したことである。本著を読むと、何よりも患者の味方をするようにとはげまされる。患者が活動的な共同体に入れるように世話しなければならない。緊張関係と感情を伴わずに、自然な信頼感を伴う共同体が求められる。このような共同体がブロイラーのライナウの時代に、今日よりもはるかに単純で自然な形ではあるが実現していたということは、ほとんど知られていない。それが可能であった理由は、簡単である。当時の病院のスタッフたちは、今では信じられないほど自分たちのプライベートな生活を度外視して、患者たちと一緒に暮らしていた。治療の章では、「スキゾフレニアの治療は多分、純心因性疾患の治療を除けば、医師にとってもっともやり甲斐のあるものであろう」という言葉ではじまっている。それでも治療に関する部分には限界がある。ブロイラーのために弁護するならば、ライナウでは慢性患者ばかりであり、ブルクヘルツリに移ってからはあまりにも多忙となり、退院患者たちの経過を観察することができなかったことである。その結果、予後の病像についての判断があいまいなものになった。

第五は、今日では観察できなくなった貴重な病像が記載されており、変化を知ることができる。

「『早発性痴呆または精神分裂病群』再考」（一九八六年）

マンフレット・ブロイラーとその甥、すなわちオイゲン・ブロイラーの孫であり、マンフレット・ブロイラーも医長をつとめた聖ピルミンスベルク精神科病院でやはり医長をつとめるルドルフ・ブロイラーとの共著論文である。

ブロイラー家三代にわたるスキゾフレニアの見解が生き生きと読者に伝わってくる。この論文については、マンフレット教授から筆者に、発表前のゲラ刷りで校正の筆が加えられているコピーを送っていただいた。

マンフレット執筆部分から引用する。

スキゾフレニア患者との作業と精神病症状の記述への動機づけ

ブロイラーが生まれた当時、チューリッヒ近郊の片田舎ツォリコンの人たちが学歴を得ることは大変困難なことであった。しかし、住民の知的興味と啓蒙の理想への熱意は高まっていき、街の貴族たちに負けないように、自分たちの子どもを牧師にしたい、裁判官にしたい、医者にしたいと思うようになった。

チューリッヒには学問的伝統がなく、初代の教授たちはドイツから招聘されていた。神経病理学や神経生理学の分野では有名であったが、学問的興味のみであり、さらに住民のドイツ語のスイスなまりのために、人間的な接触を持とうとしなかった。ブロイラーは母国のなまりで喋り、住民と暮らす医者になろうと決心する。何よりも近代医学に依るとともに、患者を人間的に理解し、親密になることによって、助けることができるような精神科医になりたいと思った。

二十九歳、ライナウの院長になる。この寒村の病院はライン河の島のうえに八世紀に建てられた修道院であった。ブロイラーは病院の医者であり、村人たちの医者でもあった。

一八九八年、ブルクヘルツリの主任教授に就任してからは、患者たちと接触する時間は少なくなったが、ユングと緊密に接触しながら、つねにフロイトを話題にしながらスキゾフレニア患者の精神力動的生活について議論した。

執筆への動機は、ブロイラーの人生の基本的な目的を反映している。すなわち、時代の医者として、医学に貢献しようとし、患者たちと親しく個人的にかかわりながら、スキゾフレニアの精神病理を客観的、科学的方法で記述し、その精神力動的生活を理解することの重要性を示すことであった。

本著の主題

ブロイラーは「スキゾフレニア性精神病」という用語を、「痴呆化する」という誤った考えを取りのぞき、すべての患者が若年で精神病になるのではない、ということを主張するために導入した。その命名は、疾患単位仮説への疑問をも表明している。その症候学は、要素的機能（解体した連想、情動性、両価性）と「二次性症状」（幻覚、妄想、病的態度）に細分化される。本書のもっとも重要な特徴は、「人間的であり、直接的な観察にもとづいていることである」。

第二の特徴は、「精神病症状の心理的、個人的背景を発見しようと努めることにある」。これは理論的考察によってではなく、心理的背景についての観察によってなされている。患者への共感が読者に発散してくる。彼らをわれわれの仲間の一人として受け入れねばならないという義務感がある。

このことは、われわれの夢の内容が象徴であるように、患者の症状についても、感情的に強調された観念の象徴であるという主張に通じる。ブロイラーは、患者がいかに両価性、すなわち矛盾した感情と衝動に苦しんでいるかを記述している。この両価性を克服することは、すべての人の人生の真実でもある。スキゾフレニア患者の困難さについても、「われわれの一人であり、一緒に感じることができるのだ」という理念が暗示されている。

Hitomi Kazuhiko Essays II

スキゾフレニアを読む

2018年2月20日　第1版 第1刷

著者：人見一彦

発行者／装丁／組版：松本久木

発行所：INITs

発売元：松本工房
〒534-0026 大阪市都島区網島町12-11 雅叙園ハイツ1010号室
電話：06-6356-7701／ファックス：06-6356-7702

Printed in Japan
ISBN978-4-944055-94-4 C0095

現代の研究により不要になった章

経過と結果および家族の章については、重要性を失った。ブロイラーは、完全な回復について語ることには躊躇した。その理由は、病前性格についての批判的評価にある。病前性格の困難さが社会的回復のあとも持続するとしたら、病前性格の障害がすでに精神病発病の徴候ではないかと、自問したからである。回復という表現が、客観的、科学的思考によって許されないのではないかということも危惧した。

他方、患者は決して「痴呆にならず」、決して知的、感情的生活を失わず、多くは病院の外で健康な生活を送りうる可能性について示唆している。

理論的考察

ブロイラーの経歴を追っていくと、スキゾフレニアの症状を、内的、精神力動的生活の表現として理解しなければならない、という結論にいたる。スキゾフレニア患者の内的生活を、フロイトの概念を取りいれて、神経症患者、健常者に対するのと同じ方法で研究した。

ブロイラーは、スキゾフレニアの症状を、人生経験、認知、感情、恐れと希望の反映として認識しようとした。この方法によって、患者と共感することができ、「われわれの一人」として、わわれわれと同じ社会的、医療的ケアに値する者として、患者を認識することができる。

この認識の重要性については、あらゆる文化、時代において、いかにそれに反対する強い傾向が存在するか、ということを考えれば明白である。それゆえ、彼らはわれわれの一人ではなく、痴呆化し、変質した、あるいは悪魔に憑かれた人間と考えられていた。今世紀の精神医学においても、このような傾向はつづいており、彼らの内的生活は健常者にとって理解できないものである、という宣告がなされている。

こうしてブロイラーは、スキゾフレニアの症状を内的生活の直接的あるいは象徴的表現として理解したが、なぜ内的生活の英知的な部分が経験によるコントロールを失ってしまい、社会的立場を危うくするまで論理を失わせるのか、ということについては理解できなかった。両価性は、健常者のそれと同じものであり、感情的に矛盾した人生経験、すなわち二重拘束によるものとして理解したが、なぜこの両価性が圧倒的なものになるのか、なぜ精神病的段階にまで「スプリット」してしまい、あたかも自分のなかに別のこころがあるように、あるいは別の人格から成りたっているように考え、感じ、行動するのかについては理解できなかった。

このような状況のもとで、スキゾフレニアの症状の背後に「一次性症状」がひそんでいると仮定することは論理的帰結であった。クレペリンやフロイトのように、ブロイラーも「一次性障害」については、代謝性あるいは解剖学的脳障害であると仮定した。

しかし一方では、人格発展への素質の異常が、一次性の原因であるとも言及している。スプリッティングが、「一次性症状」に近いと信じていたが、その他の大部分の症状は精神内界的なもの、精神力動的生活によるもの、すなわち「二次性」として理解した。

ブロイラーの「一次性、二次性」という用語はもはや用いられないが、その理論的概念は、現代の精神科医たちの概念におどろくほど近い。彼らもスキゾフレニアの症状が精神力動的に理解されるという点においては、ブロイラーに同意するにしても、患者たちがみずからの人生経験の内的不調和（二重拘束）を調和させようとする闘いを通じて、なぜ現実性と論理性への考慮を失ってしまうのか、という難問の答えにはならないという点についても、ブロイラーに同意するに違いない。現代の精神科医たちは「一次性疾患」とは呼ばないが、彼らが「脆弱性」「マーカー」などと記述するものは、ブロイラーの概念と一致するものである。現代の精神科医たちは、この一次性疾患、脆弱性は異常脳機能によると仮定している。

しかし、一九一一年時点におけると同様に、現在においてももっとも特異な異常所見は発見されていない。

ルドルフ執筆部分から引用する。

ブロイラーは、予断を排して、確かな基盤にもとづいて治療の基礎を築いた。それはスキゾフレニア患者の症状は、本質的に理解可能であるということである。

そのためには、治療者が深い共感をもつこと、患者の個人的歴史と精神力動についての十分な知識をもつこと、人格にスプリットした部分があっても、健康な部分が依然として持続していることに気づくことが求められる。

重症でない場合には、除軟的な精神療法が役にたつ。患者とともに、現実検討と衝動のコントロールをおこなう。破壊的な行動化は防止されねばならないが、「自由空間」の必要性と寛容さも考慮されねばならない。

治療の手段としては、対話と活動的共同体である。治療はあまり暴露的なものではなく、より構造化されたものでなければならない。

わたしの意見を要約する。

第一に、治療者は対話における単なる善意で、もの知りで、コメントする相手ではなくて、患者の両親像への欲求をみたすような人物、ある関係領域においては全能的で、患者と融合し得るような人物であること。すなわち、治療者は正しいか、誤っているかを、はっきりと表現する。治療者には、患者の語られない感情と思考を言語化して、安全性を保証する枠組みのなかで呈示させる能力が求められる。治療のなかで生じるみずからの感情や連想について、治療者はいかなる秘密をもつくらない。治療者は対話のなかで、患者に伝達された経験を、よく限定された活動レベルの枠組みのなかでのみ認める。

治療者は、一歩一歩両親の役割からみずからを引きあげながら、何年かかるとしても患者の手近にとどまる。

第二に、理解するということは、因果的、分析的なものではなく、合目的で、統合的なものである。異常な経験は建設的な努力の表現として宣告され、恐ろしい状態から引きだされねばならない。

第三に、不安を高める感情と衝動が、無意識のなかに抑圧されずに、意識的領域のなかにスプリットさせられている。治療作業は、それらを意識化させるのではなく、人格全体のなかへと(再)統合させることである。

第四に、混乱した機能を指摘してはならない。それは認知的、情動的な現実のコントロール、空想化と象徴化、事態の組織化と熟考、凝集したコミュニケーション、矛盾のメタコミュニケーションなどにより訂正され、積極的に訓練されねばならない。

第五に、患者と家族の健康な資質は、治療にとっての絶対的な必須条件ではない。それは明瞭に意図して応用され、強化されねばならない。

これらを一九一一年時点でのブロイラーの基本的声明と比較しても、今日まで正当性をもっていることが注目される。

当時の病院において、これらの原理を現実化させるには、人的、経済的困難のため、抗精神病薬のない時代の困難のため、そして広範に個人生活の権利が放棄されていたために、一定のマイナスがあることは明らかである。それにしても、当時の病院は、今日以上に患者と看護者の生活と運命のコミュニティであり、活動的治療共同体の理想に近いものであった。

『ブロイラー精神医学書』(一九八三年)

本著は一九一六年初版が出て以来版を重ねたが、一九三九年ブロイラーの死により一九四三年第七版からマンフレットに引き継がれて現在、第十五版にいたっている。

マンフレットは本書序文のなかで、ブロイラーの生涯の課題とおなじく、この教科書が何よりも患者の側の経験に基礎づけられていること、患者の内面生活の多様なスプリッティングに深い印象を受けて「スキゾフレニア」という表現を選択したこと、フロイトの経験を考慮にいれたこと、この教科書が執筆された当時、フロイト学説は学会の激しい攻撃と非難にさらされていたが、その学説を論証し弁明して、この教科書に持ちこもうとしたこと、心理過程についても熟考を重ねながら、自閉的思考、自閉、情動性、両価性（今日の概念によれば二重拘束）などの多くの概念を導入したこと、そして何よりも本書の大きな特徴は単著であると述べている。
ここでは、スキゾフレニア性精神病の本態および原因に関する推測の今日的状況における、マンフレットの「精神発生学」(サイコジェネシス)についての考えを紹介したい。

スキゾフレニアの原因研究のなかで、精神的外傷が数十年にわたって等閑にされてきたのち、今世紀に入った直後にブロイラーは、スキゾフレニア患者の病的現象は内容的に彼らの努力、苦難、要求、希望に関係していることを証明した。妄想観念、幻覚、滅裂思考にもとづく表象、象徴、概念偏倚、常同症および衒奇症の内容が、患者の要求、彼らの生活歴と関連していることを、確信させることができた。健常者の自閉思考において証明され、フロイトが同じ時代に、神経症の象徴形成および健常者の夢のなかで発見したものと原則的に同じ関連性が認められた。同時に、いかにしばしば改善と悪化とが、好ましいあるいは好ましくない精神的影響と結びついているかに気づくようになり、人々は隣人との関係が少なくとも疾患の経過を形成しうるものであることを、もはやほとんど疑わなくなった。

その後ようやく、大きな疑問の解明にとりかかる時期が熟した。心理学的説明は、実際に精神病の内容および挿間的悪化だけに限局されていなければならないのか。あるいはスキゾフレニア性疾患の全原因は、神経症と同じような心理学的把握が可能であるのか。長い間、この問題を科学的に研究することは不可能であった。というのは、精神発生についての考え方は、非科学的で不合理であると馬鹿にする研究者もあったからである。今日では、このような情熱は鎮静し、事実に即した観察への道が開かれている。

マンフレットは「医学生への私的序言」で以下のように述べている。

精神医学は本質的に単純であり、人間的であること、精神疾患の一方の重要な部分は、健常者の苦悩と本質的に同じ苦悩によって了解され、精神的苦悩、精神的欠乏あるいは精神的緊張の自然的結果として了解できるということ、他方の重要な部分は、精神疾患は脳機能を障害する身体疾患によって左右されるということ、ただし躁うつ病性障害とスキゾフレニア性障害は、このような了解に簡単に組みいれられないこと、それを深化させようとするならば、遺伝的発達準備性および生活経験とは緊密に錯綜しており、これらの状態の成立に重要な役割を演じていることを知らねばならない。

今日、なお根源の解明は不十分であること、精神医学においては技術的な能力、実際的な知識とならんで、全人格性、同情、献身への意志が求められることを強調している。

第４章

オイゲン・ブロイラー、人と思想

生い立ち、家族

ブロイラーは一八五七年四月三十日、チューリッヒ近郊の小さな村ツオリコンの裕福な農家の第二子として生まれた。父親のヨハンは絹織物を扱う商人であり、チューリッヒ湖畔の豪奢な屋敷に住んでいた。父親は善良で、良心的であるが、やや鈍重な人物であり、母親のパウリーナは聡明な教育者であり、先見の明があり、有能な主婦であった。

ブロイラーは生き生きとした少年であり、進取の気性に富み、好奇心にあふれていた。一八八一年医学生を修了するまで両親のもとで暮らした。ブロイラーが生まれ育った当時、田舎の住民が学歴を身につけることは非常に困難なことであった。しかし、啓蒙の理想への熱意の高まりとともに、自分たちの子どもになんとかして学歴をつけさせたいと思いはじめる。チューリッヒ市の貴族たちに負けてはならないと、子どもたちを牧師、裁判官、医者にしたいと願うようになる。住民たちが自分たちの医者をもちたいという願望をつのらせた背景には、身近にいる精神病患者たちをなんとか救いたいという希望も少なからずあった。開設当時のブルクヘルツリの主任教授たちが、患者と親しく交わろうとせず、スイスなまりのドイツ語を理解しようとしなかった不満も大きかった。

このような雰囲気のなかで、ブロイラーは自分たちと同じ方言で話せる医者、患者を人格的に理解することのできる精神科医になろうと決心する。その才能は早くから認められ、チューリッヒのギムナジウムを終え、一八七六年チューリッヒ大学入学、医学の勉強をはじめる。一八八一年学業を終えて国家試験に合格。同年、学位論文「脳橋の病巣疾患の症例研究」を仕上げる。その他、チューリッヒ大学生理学教室で、動物実験による二つの生理学の論文を作成している。

チューリッヒ大学卒業後、ベルン大学附属ワルダウ精神科病院で三年間助手をつとめる。その後、パリ、ロンドン、ミュンヘンに遊学して学問的経験を広げる。パリでは、ヒステリーの見世物師でもあるジャン・マルタン・シャルコー教授に出会っている。シャルコーは講義室という舞台で、まるで魔法使いのようにトランス、恍惚、麻痺、痙攣などのヒステリーの劇的な症状を、誘導し、指揮し、それを力強く再現させ、そして消失させていた。ミュンヘンでは、グッデン教授のもとで脳解剖学を研究していた同郷の士である熱血漢フォレルに出合い、新しい学問分野である神経病理学に興味を引かれる。

一八七九年からブルクヘルツリの教授に就任していたフォレルに重用され、一八八五年から一年間ブルクヘルツリの助手を務めたのち、二十九歳の若さで州立ライナウ精神科病院の院長に任命される。一八八六年「われわれの精神科病院の満床の原因」を報告。実践的な病院精神医学に興味を抱き、良き病院精神科医となった。

一八八六年ブロイラーはアルコール治療施設の設立準備にあたって、一生禁酒することを誓うとともに、生涯それをつらぬいた。一般の飲酒家に対しても禁酒をすすめた。当時、年輩の入院患者の半数はアルコール中毒患者であり、その大半は振戦せん妄により死亡していた。ブロイラーは、患者の家族がいかに悲惨な生活におちいるかを目の当たりにしており、スキゾフレニア患者とともに、彼らもまた救わねばならない同胞たちであると考えた。

一八八七年と一八八九年にフォレルの影響により、当時、学問的世界で批判にさらされていた「催眠術」についての論文を書く。その一方では、人間の身体的・心的素質についての自然科学的了解にもとづいて、一八八九年「犯罪者学」、一八九三年「道徳的イディオティについて」などの論文を発表する。一八九八年フォレルの後継者としてブルクヘルツリの第五代主任教授に指名される。

一九〇一年四十四歳のとき、チューリッヒ女子専門学校で国語と歴史の教鞭をとり、社会奉仕活動に熱心に参加していた哲学の称号をもつ女性、ヘドヴィヒ・ヴァーゼルと結婚する。二人の出会いは、女性としてフォレルの禁酒運動に参加していた講演会であった。以後、夫婦してさらに熱心に禁酒運動を展開する。

婚約時代について、ヴァーゼルが回顧している。「一九〇〇年八月、わたしの人生に転機が訪れた。グラールスアルプスへ登山に出かけて、高山の星のまたたきのもとで、わたしたちは婚約した。婚約の証人はお月さまとおごそかで静かな雪山であった」。

その後五人の子どもに恵まれた。長男マンフレットは一九〇三年ブルクヘルツリの敷地内にある宿舎で誕生。マンフレットはのちにブルクヘルツリ第七代主任教授に就任する。マンフレットによればブロイラーの個人的生活は、精神科医、病院長、医学生への講義と研究、社会活動などに満たされていた。ブロイラーは一日に十四時間から十六時間働いたという。

一九一一年『早発性痴呆または精神分裂病群』出版、一九一三年「精神科外来クリニック」開設、一九一三年アメリカ、バルチモアへ旅行、一九二一年「児童精神医学」開設、そして一九二四年から二年間チューリッヒ大学学長をつとめている。

子どもたちとも円満であり、家庭でむずかしい問題がおきたことはなかった。ブロイラーは、子どもの人生についてきびしい意見をもっていたが、決して口にすることはなかった。みずからが手本を示すことによって、子どもたちを養育した。子どもたちには口にだして飲酒を禁じたりしなかったが、五人の子どもたちはいずれも生涯を通じて禁酒家となった。職業選択についても、子どもたちの意志にまかせた。長男マンフレットに対しても、精神科医になれとは指図しなかった。四人の男の子は、精神科医、農場主、化学者、外科医になり、一人娘は大家族に嫁ぎ献身的な主婦になった。

四十四歳の晩婚であったが、家庭生活には高い価値をおき、八十二歳の生涯を終えるまで、三十九年間にわたり素晴らしい夫婦関係をつづけた。わずかな休暇をみつけては、二人でハイキングに出かけた。

ブロイラーには自伝がない。会話、手紙、刊行物などにおける告白の素直さにもかかわらず、自伝的な自己呈示はない。筆者は、ブロイラーについての論文を書く必要にせまられると、マンフレットに手紙を書いて助力を願ってきた。ブロイラーにとっての最高の課題とは、患者たち、親類、家族に善をなすことであり、この原則にならって生きた人であった。孫たちとの交流も愛情と親しみをともなったものであり、最後まで娘の家族と生活をともにしていた。

一九三九年七月十五日急性肺炎のため八十三歳の生涯を閉じた。ブロイラーの研究魂と真実への意思は失われることなく、せん妄のとりこになりながらも、意識が回復した最後の数時間には、明晰な思考で、みずからの苦悩的なせん妄体験を詳細に描写したという。

マンフレットからみた父親像は、外国の有名な学者、政治家、金持ち連中に対してまったく劣等感をもたず、相手を侮辱することもなく、自分はあたかも別の人間として、平民の出であることに誇りをもっていた。そして精神病患者や貧しい人たちに対しては温かく近しい存在であった。日常臨床活動における仕事の強烈さにおいて、同僚の模範であり、自分が主任教授であるという素振りをみせることもなく、控えめで謙虚であった。

「父親について好意的印象のみを述べていると非難されるかもしれないが、父親を知っているすべての人が同意してくれるものと請けあいます」と、マンフレットは述べている。

精神的に病める姉アンナ

ブルクヘルツリ精神病理学部門で教授をつとめたシャルフェッテルは、マンフレットにより公表されたテキストとブルクヘルツリ博物館にある未公開資料などを参考にして、『オイゲン・ブロイラー』を発刊している。そのなかでシュルフェッテルは、ブロイラーの職業選択の動機については、病気の姉アンナの存在も否定できないことを明かしている。マンフレットは彼女の存在について、はっきりと言及してはいない。

一八九八年ブロイラーがブルクヘルツリに引っ越してきた同じ年に、両親が亡くなった。そのため五歳年上の姉アンナを引きとることになった。アンナは精神を病んでおり、慢性的な緊張病性–無言症的であると推測される。ブライテナウとブルクヘルツリに入院したことがあるが、いつもは家族と暮らしていた。ブロイラーはまず姉を入院させて、それから宿舎の自分の家族のもとに引きとった。そこでブロイラーは結婚し、一九〇三年長男マンフレットが生まれた。アンナは無言のまま一緒に静かに生活していた。家族の昼食には参加したが、ブロイラーが姉のために自ら食事をつくり与えた。ブロイラーの子どもたちは、アンナを囲んで屈託なく遊んでいた。当時、ブルクヘルツリの助手であったブリルの描写によれば、緊張病を病んでいる姉を目のまえにして、ブロイラーはいくどとなく共同研究者たちに治療的な質問の仕方について言及していた。

ブリルの描写である。

ブロイラーは自分の姉を例としてあげた。彼女は病院内の彼の家に住んでおり、わたしの部屋からホールを横切って、終日、単調にあちこち歩いているのを見ることができた。ブロイラーの子どもたちはまったく幼かったが、彼女の存在に気を遣うことなく遊んでいるように見えた。

マンフレットは著作で、精神的に病める父親の姉についてのいかなる言及も避けている。ブルクヘルツリのカルテは空白であり、一九二四年亡くなるまで経過は不明である。

シャルフェッテルは、この病める姉との経験がブロイラー自身にとって重要な出来事であると指摘している。ブロイラーは病院のなかで、病気の姉についてオープンに話題にしていた。スキゾフレニア患者との心理教育療法的な交わり、健康者と患者とのあいだの親戚のような近さ、精神療法を可能にする了解の近さ、親族の重荷の経験、家族の介護などについてのブロイラーの思想の根底には、姉の存在が大きな影響をおよぼしている。

診察風景、ニジンスキー夫妻

ブロイラーは病棟回診を、朝八時二十分の申し送り前、気がかりな患者がいるときは、毎日四回から六回、そして十七時から十九時のあいだ、一人でしていた。そのブロイラーの回診に付き添っていたミンコフスキィが、「どうして患者と握手をなさるのですか」「どうして個人的に、こころを込めて対応なさるのですか」「もし器質的な連想の弱化が一次的なものであるなら、そのようなことは意味がありません。あたかも自閉が一次的なものであるかのように、あなたは振舞っておられます」という会話を交わしたことが知られている。ミンコフスキィは、ブロイラーのスキゾフレニア概念をフランスに紹介するなかで、自閉に特別な意義を見出し、「現実との生ける接触の喪失」を基本症状とした。

しかし、ブロイラーがどのように患者を診察したかということははっきりしていなかった。『オイゲン・ブロイラー』のなかで、ロモラ・ニジンスキーが病気の夫ヴァーツラフ・ニジンスキーのコンサルテーションのためにブロイラーを訪ねたエピソードが紹介されている。ニジンスキーは「牧神の午後」で知られる天才的バレーダンサーである。三十歳になる頃から精神を病みはじめた。

まずロモラ夫人が一人で相談に訪れる。

わたしは一人でブロイラー教授を訪ねました。ブロイラーは物分りのよいまなざしに満ちた老人でした。二時間近くヴァーツラフについて、わたし自身について、わたしたちの結婚とその生活について話をしました。

「あなたが説明なさったことは、すべてとても、とても興味があります。あなたにはなにも過ちはありません、わたしが保証してあげましょう、奥様。いずれにしても、わたしたちは狂気にはなりません。わたしたちは世のなかに対して狂気になるのです。わたしの考えでは、素質がありますが、天才と狂気はごくまじかで隣りあっています。正常と異常についても、二つの状態のあいだに境界は存在していません。ご主人にお会いいたしましょう、とても興味があります。誰か他の人のことをお話しされているのなら、わたしも多分、不安になったかもしれませんが、ご主人について話された症状は、芸術家であり、ロシア人でもあるケースでは、なんら精神的な障害を意味するものではありません」。

翌日、夫を連れて行く。

しばらく待たされたあと、わたしたちはブロイラー教授に挨拶しました。わたしはヴァーツラフを紹介し、二人は診察室に消えました。…十分後にドアが開いて、教授は笑みをうかべてヴァーツラフを送って出てきました。

「結構です。すばらしい。奥様、ちょっと入られますか」…彼は診察室のドアを閉めると、きっぱりとした口調で言いました。

「さて、奥様、あなたは気丈でおられますね。あなたはお子さんを連れて家を出なければなりません。離婚を申し出るべきです。遺憾なことですが、わたしにはどうすることもできません。ご主人は不治のこころの病なのです」。

わたしには日の光が埃にまみれて見えました。…驚くべき冷酷な不幸の円環。とても残酷であると、彼が詫びるのを、わたしはぼんやりと聞いていました。

「あなたには情け容赦ないように思われるに違いありませんが、わたしはあなたとお子さま――二つの人生を救うために尽力しなければなりません。わたしたち医者は、救うことができる方たちを救わねばならないのです。そうでない方については残念ながら、残酷な運命にゆだねなければなりません。わたしは年老いた人間です。彼らを救おうとして、わたしは人生の五十年間をささげてきました。研究し、勉強もしてきました。わたしはその症状を知っています。それを診断することもできます。しかし、それ以上に知っていることはありません。手をお貸し出来ることを、願っています」。

『ニジンスキーの手記』（鈴木晶訳）によれば、ニジンスキーは、スイスのサンモリッツに滞在しているうちに、妻に「きょう、私は神と結婚する」と告げ、ホテルで公演をはじめたという。白いだぶだぶのパジャマのような衣装で奇妙な踊りをはじめ、やがて「戦争の踊り」をすさまじい形相で疲労困憊するまでつづけた。その後、手記を書くことに没頭する。奇行と暴力がひどくなったため、内科主治医の恩師でもあるブロイラー教授の診察を受けることになり、一九一九年三月四日チューリッヒへ向かった。

『ニジンスキーの手記』「第一のノート／生」の文章である。

私は猿ではない。私は人間である。世界は神から生まれた。人間は神から生まれた。人間には神を理解することはできない。神を理解できるのは神だけだ。人間は神である。だから神を理解する。私は神である。私は人間である。私は善良だ。獣ではない。私は理性をもった動物だ。私は肉体をもっている。私は肉体である。私は肉体から生まれたのではない。肉体は神から生まれる。私は神である。私は神である。私は神である。

『ニジンスキーの手記』によれば、ブロイラーは「軽い躁病的興奮をともなう、混乱した精神分裂病者」と診断したが、入院の必要はないと判断し、それよりも結婚という束縛から解いてやるほうがニジンスキーのためになると語り、離婚をすすめた。これを聞いたロモラは激怒して、ブロイラーの忠告には従うまいと誓った。その後、ホテルで騒動を起こしたため、ビンスワンガーのサナトリウム「ベルヴュー」に一時入院させられる。その後も、長く病状がやむことはなかった。

『早発性痴呆または精神分裂病群』再考」の「現代の研究により不要になった章」に、治療に関する部分がある。当時の医学的水準からやむを得ないことではあるが、ブロイラーは、結婚による除外しがたい遺伝性によって子どもたちが不幸になることを恐れて、この病気が確診されるならば結婚しないように説得すべきであると記している。このような考えがロモラを前にして、こころに浮かんだとしても不思議ではない。

ブロイラーは姉アンナとの生活によって、家族の苦しみについて身をもって経験しているが、シャルフェッテルは、ブロイラーが子どもたちについて優生学的な疑念をいだいていたかどうかについては、誰も知らないとコメントしている。

オカルティズム

ブロイラーは、規律的思考の実践にむけて、自閉的−無規律的思考の克服を主張する一方では、心霊術者とつき合っていた。シャルフェッテルは驚きであるとしながらも、ブロイラーとオカルティズムとの関係について紹介している。

ブロイラーは、オカルティズムについて記述するのみならず、心霊術者の実演をこころみていた。それは単なる表面的な出来事ではなく、若いときの学習体験からきている。十九世紀末に優勢であったフランス精神医学に出会い、ヒステリーの見世物師であるシャルコーに出会ったことにはじまる。さらにブロイラーの師フォレルを通じて、精神衰弱者に対する直接的あるいは間接的な暗示の影響について知っていた。そのため、一九〇二年ユングの学位論文、「血縁者についてのパラ心理学的−オカルト的現象」を受理することができたのである。シャルフェッテルは、オカルティズム論文のなかにある「スイッチの入れ替え」という思考は重要であると指摘している。ここでは、スプリッティングには関係づけられていないが、無意識あるいは意識の領域にスイッチが入れ替えられることが想像されている。

ブロイラーはオカルト現象として、透視、テレパシー、幽霊（お化け、騒ぐ霊）、身体現象（精神的遠隔操作、物質化現象、物質消失現象、視覚現象、幻視、聴取）、探魂法（現存していないか、すでに亡くなった所有者についての対象から「読み取る」)、旅行(身体外—旅行)、二重身現象、覚醒あるいは夢における予言、第二の顔、栄養なしの生活、聖痕現象などをあげており、オカルティズムを偽物としてあばきたてようとする権威者たちを非難した。自然科学で説明できないからといって、否認されるべきもの、いかさまだと誹謗されてよいものではないと強く主張した。

ブロイラー、ユング、フロイト

ブロイラーの人物像については、同僚の模範であり、主任教授の素振りをみせることもなく、控えめで、謙虚であったと前述したが、しかし、五年間医長として仕えたユングがブロイラーにいだく態度はまさに両価的なものであった。

主任について、その率直さは侮辱的である。[一九〇七年十月二十八日フロイトへの手紙]

残念ながらブロイラーは、上から下まで、コンプレックスをもって関わっている[中略]しかし、彼は自分をわかっていない[中略]その際熱狂的な率直さと熱狂的な好意でもって代償している。[一九〇八年六月十九日フロイトへの手紙]

ブロイラーには、結局もう耐えられません。なぜなら、彼は耐えがたい幼児性を有しており、みずからのコンプレックスを転移（自然に！）させて、容赦なく出しつくすのですから［後略］

［一九〇八年九月九日フロイトへの手紙］

それに先立つ数ヵ月前（一九〇八年二月二十日）の手紙では、まったく別のことが読みとれる。

ブロイラーに司会をまかすというあなたの意図を、わたしは完全に理解し評価します。しかし、もしあなたがブロイラーを知れば、このような願望に固執しなくなるかもしれません。ブロイラーはそのような立場においても、非常に無愛想にちがいありません。彼はそのような事柄を、ペストのように避けようとします。なぜなら、彼はすべての儀式や外見的承認を嫌悪する人間なのですから。彼は他人の邪魔をするものではありませんが、ただ妄想的なキリスト教的名誉心をもっており、そのうえにこの年齢で、絶対的にもの分かりがよくて、知的な人間のみがもちうる、青年のような知識欲をもっています［中略］言われているように、あなたは超越している一人の男としてのブロイラーを知るでしょう。彼はなに一つ名誉称号という類のものをもっていません。彼は、わたしが最高の美徳の一つとみなす、あの素晴らしいチューリッヒの自由思想をもっているのです。

ブロイラーとユングのあいだにはアルコールをめぐるエピソードがある。ユングはブロイラーとの禁酒の誓いをはじめは守っているが、フロイトに会いワインをすすめられて、その誓いを破ってしまう。このことをふくむブロイラーとのさまざまな出来事が、ユングのこころのなかにみずからが名づけた「コンプレックス」があたまをもたげ、二人の個人的関係が消滅する。

二年後、ユングはフロイトに、自分が禁酒協会から脱退したことに対して、「ブロイラーがつらあてをしている、それは彼の排他性、度量の欠如、偏向に由来するものだ」「ブロイラーがアルコール患者に対して審問する場にいあわせると、暴力をくわえられる立場の苦痛がよくわかる」などと、辛辣な印象を書き送っている。

ブロイラーとユングの関係について、フロイトは、これはブロイラー側の問題ではなく、ユングの内面生活の秘密をもらしたもののようであると述べている。

ブロイラーが一九〇八年十月十五日、フロイトをウィーンに訪問したのち、フロイトがユングに宛てて送った手紙は興味をひかれる。それはフロイト学説についての本質的な事柄に関係しており、そのことでブロイラーとフロイトは決別した。

あなたの上司と奥さまは、先週の金曜日の夜お出でになりました。彼の方は断固たるもの腰でしたが、彼女よりは遥かに我慢のできるものでした。彼の頑固さに合わしているかぎりは、リラックスしており、好意的でした。彼は二年前には「理解できないと対立した」幼児性欲について弁護してくれました。しかし、わたしが「性欲」という名称を、別の何かの名称（モデルは自閉）で置き換えてはならないとした途端に、彼らはわたしに襲ってきました。すべての抵抗と誤解はやがて終わりになるでしょう。そのうえ彼らの自閉以外のより良い名称を与えることはできないという結論を、わたしは信じないと言いました。

ブロイラーは、自閉的思考について、それは快楽表象への欲求であり、この狭義の概念をフロイトは「快楽機制」と名づけているが、自閉的思考は一人の人間のなかにひそむすべての可能な傾向および衝動を表現し得るものであると考えている。それに対して、フロイトが性欲を自閉という概念で置き換えてはならないと主張し、ブロイラー夫妻が自閉以外に良い名称はないと激しく反論して、二人は決別した。

ブロイラーとの直接的、間接的交渉を通じてのフロイト自身の印象は、「ブロイラーはいつもながらに几帳面で、その誠実さを疑うわけにはいかないが、枝葉末節をめぐっていったりもどったりする、いかにも厄介な人物であり、そのアルコール論は難解であり、強迫性性格になっている」というものであった。

プシコイド（類精神）の思想

ブロイラーには『有機的発展の原則としてのプシコイド（類精神）』という著書がある。一次性症状、二次性症状という構造論的な見解と、フロイトの深層心理学的な見解を包括的にとらえようとすることは容易なことではない。なぜならば、ここには心身の関係についての認識論的な問題が横たわっている。

ブロイラーは、その性向からしてけっして哲学的ではなく、また哲学的理論を総括するという学識ももちあわせていないが、「自然科学者」として、自然科学的概念およびみずからが体験した事実にもとづいて、「最後まで―考えぬく―という、特有の突きさすような精神」でもって、この問題に取りくんだ。

フロイトの無意識論と生物学者ゼーモンの記憶仮説により、心的世界の構造を意識的および無意識的な精神世界の一つの機能としてとらえようとする。ブロイラーは、記憶痕跡のなかに抑圧を見出し、つねに記憶喚起は連想であると主張しながら、一元論的な記憶仮説的生物心理学に到達する。心的なものは「内から見られた」脳機能であると仮定することによって、同じ尺度でははかりえないはずの心的世界と物質的世界が、矛盾なく統一されることになる。彼は、下等な生物といえども有機体の発達途上にあり、精神類似物という意味で「プシコイド」（類精神）という名称を与えた。

哲学的根拠の薄弱なこのような唯物論に対して非難がなげかけられても、ブロイラーはみずからの純粋な自然科学的論理で闘った。ガウプは、このようなブロイラーの見解について、大脳における物質的現象として「外から」の観察により認識されるものと、意識的心的過程として「内から」体験されるものに、いかなる直感的イメージをあたえようとも、自然の認識の限界を超えるものであろうと述べている。

ブロイラーの精神像

ビンスワンガーも講演のなかでブロイラーの精神像について語っている。

わたし自身、長い間、ブロイラーの人格と思考のあいだの結びつきを見つけだすことができないままに、彼の理論から了解しようと努力してきました。わたしがブロイラーの思考を理論からではなく、彼のエトスから了解するという方法を見出した途端、彼のゲシュタルトの統一性がはっきりと目の前にあらわれてきました。今や、わたしははじめて、ある発達の思考による、すべての生活現象とその支配の一義性に対する悟りを了解しました。そのような人物の人生の意味に対するまなざしは、まさに行為の原則の一義性と自明性によって定められていたのであり、また世界も結局は一義的に了解されるべきものとなり、もっとも単純な原則の発達としてあらわれてくるに違いありませんでした。そのさい、彼が早くから、自分の特有な本性とそれを現実化する理念を身につけていることを知っており、人生の認識も身につけていたであろうとするのは、ご存知のように当たっていないでしょう。

これを手にいれるために、彼は反省し、収集し、研究することによって、成功しました。彼の臨床的な傑作は『早発性痴呆および精神分裂病群』であり、教育的な傑作は『精神医学書』であり、これらは彼の名声を世界中に広げましたが、それはこのような間断のない闘いの成果でした。最初から彼の身についていたことを、何物によっても、誰によってもまどわされることなくおこなってきましたが、そのこととは統一的な発達の輪郭についての知識であり、発達する生物において現象するすべてのものは、いたるところにすでにその萌芽が含まれているという確信でありました。この根本的確信が傷つけられる場合には、まさに人間的エトスが害されたと思うほどに頑迷でした。彼の不屈さと頑迷さとはけっして単に理論の名のみにおいてのみではなく、まさにエトスの名において語るとき、明白となりました。

ポリフレニア

ブロイラーの人間像については、例外的に良心的なこと、あらゆる外部的認知をペストのように忌避する人物、チューリッヒ風の虚心坦懐を身につけていること、哲学的学識はないが自然科学者として最後まで考え抜くという精神の持ち主、誠実であるがいかにも厄介な人物、人物と思考のあいだの結びつきを見つけ出すことができないが、エトスから了解しようとするとその統一性が明らかになる、といった見解をここまで紹介してきた。

シャルフェッテルは『オイゲン・ブロイラー』に「スキゾフレニアとポリフレニア」という副題をつけている。そのなかでブロイラーの本質をポリフレニアとして、つまり「一つに統合することへの憧れ」としてまとめている。

ブロイラーという特徴ある人物は、光と影の側面をもっている。この人物の生きる姿を賞賛することなくして、誤りをあげることはできない。ブロイラーの著作は、その多様な人格性を反映しており、その「多元性」（ノバリス）を、統一的な本性へ、「まとめ」（リヒテンベルク）へと、けっして倦むことなく理想目標へ統合させようとするものである。ブロイラーの倦むことのない努力は、みずからの内的な不統一性の予感に対する答えとして、すべてを結びつける、一つのものに対する憧れによって動機づけられている、と解釈すべきものなのであろうか。原始粘質〔ドイツの自然哲学者が唱えたすべての生物を成り立たせている根本要素〕と倫理的―道徳的に発達する人間のあいだで、豊かな人生の終わりのない発現に対して、すべてを説明する一つの鍵をもとめ、「自然―科学的に」説明し得るような物質的一元論をもとめる、という生涯の探索への原動力は、その特有な内的多元性から由来するものなのであろうか。ブロイラーは統一的な物質的現実を信じ、心理学においても、人間学においても、ただ一つの方法を説明する鍵として、原始物質から発達の頂点（解明された知識）まで、ただ一つの発達の系統（進化）を信じていた。さらにリビドーに魅惑され、このような物理学的心理学に魅惑された。「すべては一つから」という希望にそって、その変容を説明しようとした。一元論においては、二元論、多元論が一つへの統合のために、そして分割されているもの、スプリットしているもの、隔離された「連想」のなかでの解離が、一つへの統合のために混ぜあわされる。「鍛冶の神」である若きヘパイストスは、合金をつくりだした。「すべて」は一つからはじまり、世界のスプリッティングの彼岸においては、物質と精神であるが、死においてふたたび一つにもどる。

ブロイラーの生涯において、さまざまな人格性、「ポリフレニア」が明らかにされる。このような人格の多様性は、それが統一したものであるかぎり、スキゾフレニアにおける自我―自己―体験のスプリッティングからは区別されねばならない。シャルフェッテルは、ブロイラーの業績は、歴史のなかに埋めこまれているが、スキゾフレニアが解離モデルとして発展する可能性が検討される状況においては、ふたたびブロイラーに光があてられる必要があろうとコメントしている。

第5章

ブルクヘルツリの学問的業績

『ブルクヘルツリ百年（一八七〇―一九七〇）』記念誌（一九七〇年）には、ブルクヘルツリから出された最重要出版物が取りあげられている。

ユグナン『神経系疾患の病理学総論』（一八七三年）
フォレル『催眠術』（一八九五年）
デルブリュック『病的虚言と病的詐欺師』（一八九一年）
オイゲン・ブロイラー『情動性、被暗示性、パラノイア』（一九〇六年）
オイゲン・ブロイラー『早発性痴呆または精神分裂病群』（一九一一年）
オイゲン・ブロイラー『医学における自閉的―規律的思考とその克服』（一九一九年）
オイゲン・ブロイラー『こころと意識化の自然史――要素心理学』（一九二一年）
オイゲン・ブロイラー『有機的発展の原理としてのプシコイド』（一九二五年）
オイゲン・ブロイラー『精神医学教科書』（一九一六年―一九六六年、一版―七版オイゲン・ブロイラー、七版―十一版マンフレット・ブロイラー共著）
マンフレット・ブロイラー『日常臨床におけるうつ病』（一九四八年）
マンフレット・ブロイラー『内分泌精神医学』（一九五四年）
カール・グスタフ・ユング編『診断的連想研究――実験精神病理学への寄与』（一九〇六年）

カール・グスタフ・ユング『早発性痴呆の心理学』(一九〇七年)
ヤコブ・クレィジィ『常同症の意義』(一九二二年)
ハンス・マイヤー『コカイン中毒』(一九二二年)
ガエターノ・ベネデッティ『アルコール幻覚症』(一九五二年)
クラウス・エルンスト『神経症の予後』(一九五九年)
ヤコブ・ルッツ『児童精神医学』(一九六一年)
ユウレス・アングスト『内因性うつ病の病因と分類』(一九六六年)
　など三十三冊

『チューリッヒ大学精神科病院ブルクヘルツリのスキゾフレニア論への寄与(一九〇二年—一九七一年)』(一九七九年)には、スキゾフレニア研究の重要論文が紹介されている。

オイゲン・ブロイラー「早発性痴呆」(一九〇二年)「早期退院」(一九〇四年)「精神病の症状論におけるフロイト的機制」(一九〇六年)「早発性痴呆の予後(精神分裂病群)」(一九〇八年)「スキゾフレニアの拒絶症の理論」(一九一〇年)「道化症候群」(一九一〇年)「自閉的思考」(一九一二年)「両価性」(一九一四年)「精神医学におけるメンデルの法則」(一九二二年)

オイゲン・ブロイラーとユング共著「早発性痴呆におけるコンプレックスと疾患原因」（一九〇八年）
オイゲン・ブロイラーとヤコブ・クレィジィ共著「スキゾフレア症状の心理学的内容についての症例研究への貢献」（一九一八年）
ヤコブ・ルッツ「児童期のスキゾフレニア」（一九三七年）
マンフレット・ブロイラー「遅発性分裂病象」（一九四三年）
ガエターノ・ベネデッティ「精神病の分析的精神療法」（一九五六年）
ユージェーヌ・ミンコフスキィ「ブロイラー入門」（一九五七年）
ルドヴィッヒ・ビンスワンガー「現存在分析、精神医学、スキゾフレニア」（一九五八年）
クリスティアン・ミュラー「チューリッヒ大学病院におけるスキゾフレニア患者の精神療法」（一九六一年）
など三十三篇

現存在分析について

ルドヴィッヒ・ビンスワンガー

『ブルクヘルツリ百年（一八七〇―一九七〇）』によれば、ルドヴィッヒ・ビンスワンガーもまたチューリッヒ学派のメンバーであった。彼は一九二〇年ハーグでの第六回国際精神分析会議において、現象学に依拠しながら、精神分析に対する本質的な方法論的意義を提案し、伝統的精神医学の基盤を変えるような現象学的人間学の創始者となった。

ビンスワンガーは一八八一年四月十三日、代々高名な医師を送り出しているスイス、クロイツリンゲンの名家に生まれ、ローザンヌで医学の勉強をはじめた。ついでハイデルベルク大学に学び、一九〇五年チューリッヒに戻り、ブルクヘルツリのオイゲン・ブロイラーのもとで研修医となり、精神医学の第一歩を踏み出した。

ビンスワンガーはブロイラーの人柄に敬服し、臨床講義に接した時から、「親譲り」の精神医学に対する愛情を啓発されたという。当時、ブロイラーは『早発性痴呆または精神病群』の準備中であり、どんな機会も逃さず、チョッキのポケットから小さな手帳を取り出して丹念にメモを書きつけていた。ブルクヘルツリは、ウィーンで発生した精神分析という名前の精神運動の中心となり、この運動によって支えられていた。一九〇七年二月下旬、ビンスワンガーは指導医であるユングに誘われてフロイトを訪問する。こうしてフロイトとの交流がはじまった。

『フロイトへの道』(一九六九年)によれば、ビンスワンガーは精神分析との関係について、精神分析の創始者の著書や講演による学習の第一段階、他人や自分自身に試してみるという自己経験による第二段階、そして純粋技法上の経験を超えてハイデッガーのいう広義の技術としての研究、「用具」としての研究へと進む第三段階を通じて、事象そのものへと迫っていった。特に第三段階において、フロイトが生命機能的－非人格的ないしは体制的な提示方法と生活史的－人格的な寓話的提示方法とを心的葛藤の学説のなかで統合させたことに対して、それを踏み越えていくことは容易ではなかったが、ビンスワンガーはまったく別の地平、すなわちハイデッガーの現存在分析論に接することにより道を拓いていった。「フロイトと臨床精神医学の体制」（一九三六年）ならびに同年ウィーンで行ったフロイト八十歳を祝う祝賀講演「人間学の光に照らして見たフロイトの人間理解」により第四段階に入った。

それは要するに、人間存在というものが、ただ単に、生きそして死滅する生の中に投げ込まれ、それによって駆りたてられ、一喜一憂させられる被造物というだけではなく、さらにまた、決断し、自己自身の立場をもった存在、すなわち主体的な存在でもあると結論して、フロイトの見解に対立しております。

たとえば、心的葛藤はフロイトの研究と思考からみれば、これを人間の良心問題とみるのと、快楽原則による自動調整という意味の自然過程とみるのと、どちらの方が根源的なのでしょうか。わたしはフロイトの学問世界とその人格とを、より深く把握できるようになるにつれて、ますます後者の方がフロイトにとって根源的であるという経験を深めざるを得なくなったのです。

ビンスワンガーが精神分析に感じていた抵抗は、ここで哲学的・人間学的論拠を見出すことになった。それはハイデッガーの世界内存在としての現存在に関する学説であった。フロイトへの道はこの第四段階で終わり、ビンスワンガーは独自の道を歩むことになる。問題の中心にあるのは、世界内存在すなわち超越としての現存在の構造であり、そして世界内存在ないし超越作用の変容としての精神病の理解である。超越においては、どこへ向かって超越がおこるのか、この「どこへ向かって」を世界と呼び、そのつど超越されるものが存在者であり、そのようなものとして現存在が実存している。精神病においては、超越としての世界内存在の根本的構造に変転が認められる。ビンスワンガーはハイデッガーの関心《ゾルゲ》の意味での世界―内―存在に対して、愛の超越の意味での変転、愛としての世界―超越―存在を対させる。

こうした学問上の立場の違いはあるが、フロイトとビンスワンガーの友情は終生変わることはなかった。

祝賀講演「人間学の光に照らして見たフロイトの人間理解」については興味ある手紙がある。健康上の理由でウィーンにいながら自分の祝賀講演会に出席できなかったフロイトが、ビンスワンガーの講演内容を読んで手紙を送っている。

親愛なる友よ、あなたの講演にはすっかり感心しました。あなたの講演を聞いて私に報告してくれた人たちは、明らかに少しも感動していませんでした。彼らにはやはり難しすぎたのでしょう。講演内容を拝見して、あなたの表現の美しさ、蘊蓄の深さ、視野の広さ、反論のタクトに感心させられました。よくいうように、ほめる分には、いくらほめてもほめすぎるということはないでしょう。

そうは申しても、もちろん私はあなたのお説に賛成しているわけではありません。私はこれまで、いつも建物の一階や地下室だけに住んできました。しかし、あなたは誰でも、一度視点をかえれば、宗教や芸術のような高貴な客人の住む上層の階も見られると主張されます。あなたばかりでなく、自然人の典型であるたいていの文化人も同じように考えています。この点で、あなたは保守的、私は革命的ということができるでしょう。もし私にもっと研究寿命が残っていたら、あの高貴の生まれの宗教や芸術にも、思い切って、階下の私の小屋の中に住居を指定してやれたでしょう。ただ、宗教に関する限りは、「人類ノイローゼ」というカテゴリーを思いついたので、その住居を指定してやれます。しかし、こんな議論をしてみたところで、おそらくお互いに話がくい違うだけでしょう。このくい違いは、やがて幾世期か経てからやっと調整されるでしょう。

心からの友情と奥さまへのご挨拶をこめて、あなたのフロイトより。

メダルト・ボス

メダルト・ボスは一九〇三年十月四日スイス、サンガレンに生まれる。オイゲン・ブロイラーが活躍していたチューリッヒ大学を卒業後、パリ、ウィーン、ロンドンなどで学び、やがてブルクヘルツリの助手となり、治療活動、精神療法に精力的に関わる。一九四七年教授資格を獲得し、一九五四年教授の称号を得る。

オイゲン・ブロイラー以来、患者に人間的に接することは自明のこととされていたにもかかわらず、科学的なもの以前のこと、科学的なものの範囲を超えることとみなされていた。マンフレット・ブロイラーはこのことを憂い、この自明の態度を具体的に助手の精神療法の訓練に結びつけようとする。一九五四年、大学病院附属の精神療法研究所が創設され、この課題をボスが引き受けることになった。

精神分析の独自性は、フロイトが患者を真実から逃走する者としたように、不快なものを抑制するという言葉で示されること、および転移、逆転移という言葉で示されるように、医師への深い愛着を発見したことであると評価しつつも、ボスはなぜそれが無意識のなかで演じられねばならないのかと疑問を投げかける。無意識のなかで、患者の感情はその付着している表象像から分離され、単にほかの表象像に転移していくのか。それにもかかわらず、フロイトは分析治療の頂点で転移愛が変化することに気づいていた。ここで生じている患者との関わりの本質を明らかにできるのは、自然科学者の仕事ではなく、哲学者の課題でないだろうかと考える。

ボスは、フロイトが時代の子として信じた自然科学的−因果律にもとづく思考方法の問題があり、さらにその背後にあるデカルト哲学の影響も見据えつつ、ハイデッガーの『存在と時間』のなかの「関心《ゾルゲ》」という概念に触れながら持論を展開する。ここでビンスワンガーとの違いが明白になる。ハイデッガーの現存在分析論における関心は、「愛」に対比されるようなものではなく、ましてや単なる世界内存在としての「関心」の上位に、世界超越存在としての「愛」がおかれるといったものでは決してない。

ボスは主張する。現存在分析論が「世界」という言葉で意味するのは、人間存在の本領をなしている、存在の「ひらけ」という領域のことである。愛、友情、未来への希望などはすべて、憎悪、無関心、無視などと同様に、人間の具体的な関係可能性として、世界内存在という同一の本質根拠のうえで動いている。神経症性、精神病性、「幻覚性」であろうと、それは事物や人間に対するその人の可能的関係を自分のものとして意識的に受けとることをせず、責任性をもった自己として引きうけ、自己自身の可能性のうちに集中せず、自己自身の外部にこの可能性をおいたところの人間の体験に過ぎないのである。

ハイデッガー八十歳を祝う『ハイデッガーは語る』（一九七三年）のなかで、ボスは哲学者と医者という不釣り合いな二人を近づけたのは医療の問題であり、長い間、医療活動のための学問的基礎を探していたが、患者における人間的なるものに近づくには、自然科学的研究方法では永久に不可能であり、難解なハイデッガーの見解をたどるためのきびしい数年の学習を費やしたが、ハイデッガーが数えきれないほどの時間を割いてくれたことにより成し遂げられ、その結果、患者の扱い方に一目瞭然の違いが出てきたと語っている。

ブルクヘルツリの見解

ビンスワンガーがスキゾフレニア患者の内的生活を、「世界–内–存在」という人間存在の統一的な形成の変転としてとらえたことはよく知られている。この観念に疑いをはさむ余地はないが、マンフレット・ブロイラーは述べる。

わたしは、この形成はまさに患者がみずからのスプリッティングと闘うことのなかから生じてきたものであると信じたい。人格の統一性の喪失、慣れ親しんだ自我の喪失は、患者にとって脅威である。患者はそれに対抗しようとする。その結果、患者は世界の一つの全体像をつくりだすことに成功する。しかしながら、非常な現実性への関連の犠牲のもとにおいて。ビンスワンガーが、スプリットすることは最終のものではないというのは正しい。スプリットしたものからスプリットしていないが、しかし現実と疎隔した自我が生じてくる。それが部分的にはすでに一つのスプリットした存在の結果となり、さらにスプリッティングをつくりだしていく。

単純性スキゾフレニアをめぐって、ボスがスプリッティングを過大評価することに対して、重大な意義を主張したことがあった。それに対して、マンフレット・ブロイラーは「わたしの反論に確証がもてるわけではない。しかし、それでもわたしは単純性スキゾフレニアの患者の埋没した内的生活の背後に、やはりスプリッティングがそこに（現）存在する（存在）と信じたい。埋没性への退却は、スプリットした内的本質、すなわち人格の喪失を担いきれないことの結果として解釈できるであろう」と述べている。この背景にはオイゲン・ブロイラーの症状の理論がつらぬかれている。

ガエターノ・ベネデッティは『臨床精神療法』（一九六八年）のなかで、現象学的分析がわれわれに患者の世界への出入り口を解き明かしてくれたことを評価しつつも、現存在分析は、患者がいかに自己の実存を誤ったかを指摘することであると考えるが、この考えには同意することができないと述べている。ベネデッティにとっては、自己の実存をいかに実現したいかと思っているかを、患者にしめす医者の試みのほうが、どんなに効果的かしれない。周りの人たちが誤りと失敗しかみないとき、医者が自己の実存を実現したいという患者の姿に注目することが、患者に助けをもたらすことになる。治癒の兆しがあらわれてきたときはじめて、患者は自分の誤りと対決できるようになるのであり、みずからの過去を、克服しうるものとして眺めることができるであろう。

もっとも、現存在分析が本来、治療的関心からではなく、精神の病態を人間の内面性から了解しようとするものであるとすれば、それは仕方のないことかもしれない。ベネデッティは、現存在分析および現象学の限界は、なんといっても病的力動性を固有に区別することをおこなわず、精神療法への努力を傾注しなかったことにあると批判している。

第6章

ブロイラー思想の継承者たち

ここでは、オイゲン・ブロイラーの息子であり、学問的継承者でもあるマンフレット・ブロイラー、イタリア出身ながらブロイラー父子の思想に共鳴して、スイスに移り住み、スキゾフレニアの精神分析的精神療法を展開したガエターノ・ベネデッティ、オーストリア出身ながら同じくブロイラー父子の思想に共鳴して、スイスに移り住み、スキゾフレニアの自我精神病理学を展開したシャルフェッテルを取りあげる。彼らの著作に接するたびに、ブロイラー父子への尊敬の念を強く感じるからである。

マンフレット・ブロイラー

チューリッヒ大学精神科第七代教授。父親がスキゾフレニアという名称を提案して以来、痴呆にいたるという疾患の微候は除外されたが、実際にはどのような経過をたどるのか、という宿題を解決するために精力を注いだ。

そのため二百余例の患者について、二十年間にわたりみずから治療観察することを課題とした。その成果が『スキゾフレニア性精神障害』（一九七二年）である。さらに父親の『精神医学書』改定を第七版から一九八一年第十五版（一九八一年）までおこなった。

マンフレット、その人

一九〇三年一月四日、ブルクヘルツリ敷地内の宿舎で誕生。チューリッヒのギムナジウムからチューリッヒ大学に入学。おもにチューリッヒ大学で医学を勉強したが、ジュネーブ大学で一年間、キール大学で四年間を過ごした。一九二七年、医師国家試験合格、二年後「ロールシャッハによる同胞間の形態解釈研究」により医学博士の称号を得る。この研究以来、患者の人格と生活様式に強い関心を抱くようになる。この背景には、しばしば父親のもとを訪れていたロールシャッハの影響を見過ごすことはできない。一九三〇年から二年間を外科、産婦人科病院であるリースタール州立病院の助手をつとめる。その間、ボストン、ニューヨークなどに遊学。

一九三二年、登山中に脊椎を骨折するという事故に見舞われる。当初の外科医になるという希望をあきらめねばならなくなった。その後、聖ピルミンスベルク精神科病院の医長となり、一九三九年から三年間バーゼル大学精神科病院の医長となる。

一九四一年「スキゾフレニア患者の疾患経過、人格、親族とその相互関係」の研究により教授資格をあたえられる。このテーマが生涯つらぬかれる。第二次世界大戦中は、スイス陸軍の軍医として兵役についた。一九四二年、第六代ハンス・マイヤー教授の跡を継いでブルクヘルツリ第七代主任教授となった。なおハンス・マイヤーにはオイゲン・ブロイラーとの共著論文「スキゾフレニア症状の心理学的内容への症例研究の寄与」がある。

一九四六年、スイス・ロマンシュ語圏の峡谷地方出身のモニカと結婚。一人娘は農学士となり、アルプスの生活の改善と環境保護に力をそそいだ。一九六九年に退官後、自宅で個人患者を診察しながら、ライフワークであるスキゾフレニアの長期経過観察をつづけた。一九九四年十一月四日、九十一歳でツォリコンの自宅で死去。

生前から、大学病院の人事について、患者との信頼関係にもとづく臨床に敬意をはらわず、統計学的研究を過大に評価しようとする姿勢に対して強い警告を発していた。

ブロイラー通り

マンフレットには、筆者のはじめての著書『チューリッヒ学派の分裂病論』（一九八六年）に序言をいただいた。

スイスの精神科医たち、特にオイゲン・ブロイラーが活躍したチューリッヒのブルクヘルツリ病院の精神科医たちにとって、分裂病性精神病に関するみずからの研究が、本書を通じて広く日本に紹介され、引き継がれていくことをうれしく思います。

当地における同様に、遠く離れた貴地で、精神科医たちが分裂病患者たちを救おうと熱心に努力されていることを特にうれしく思います。

いずれの国の精神科医たちも、患者たちのために、彼らの内的生活を理解し、彼らの傍らにいて、みずからのなしうるすべてのことを行うことこそ重要な目標であると確信している、と信じております。

一九八六年チューリッヒ近郊ツォリコンにて
マンフレット・ブロイラー

マンフレットには、オイゲン・ブロイラーの評伝を執筆するたびにご意見をうかがい、参考になる文献を送っていただいた。家庭生活についてもぶしつけな質問をしたが、手紙を差しあげると、二週間以内にかならず返事が返ってきた。このことに例外はなかった。ブロイラーの写真をお願いしたこともあった。すると、「非常に大切な父親の写真であるので、用を足したら送り返してほしい」といって、アルバムからはがした写真を送っていただいたこともある。ブロイラー父子の学問的結びつきの深さとともに、父親に対する愛着の念にはいつもこころを動かされた。

体調をこわして床にふせられていたこともあった。そのときは、モニカ夫人の代筆でお返事をいただいた。円満なご夫婦であり、二人の内孫の誕生を喜び、その成長を楽しみにされていた。

マンフレットとの邂逅は、文字通り一期一会であった。チューリッヒにはめずらしく大雪の積もった一九八〇年一月中旬の晴れた日に、スイス国鉄を利用してツォリコンの自宅を訪問した。先生は自宅の診察室で、スキゾフレニアの年老いた患者さんを熱心に診察されていた。いろいろお話をうかがい辞去しようとすると、大きな地図を広げて「このブロイラー通りに沿って、まっすぐ帰ったらよい」と、ご自宅からブルクヘルツリまでの徒歩での帰り道を繰りかえし教えてくださった姿を忘れることはできない。それ以来、筆者はブロイラー通りに沿って歩きつづけている。

スキゾフレニアの精神力動

オイゲン・ブロイラーのスキゾフレニアの仕事の遺産を守ることは、マンフレットの責務であった。彼は病前人格、体質、脆弱性への問いかけ、仮説的な疾患の神経病理学的パラメーターの探索などをおこない、多くの著書でそれを定式化した。

スキゾフレニア性精神病の二十年間にわたる長期経過研究を通じて、その精神力動を以下のようにまとめている。

・遺伝的素質としての人格発達傾向の不調和
・人格発達不調和の対人関係不調和への反映
・損傷的環境体験
・環境不良による人格不調和の強化
・「屈折点」
・自閉的思考の充満から自己表象の世界へ
・調和的人格発達面への治療的働きかけ

マンフレットは、遺伝的素質と精神力動的反応がスキゾフレニアの症状、重症度および経過を形成すると考えた。環境不良により、人格発達傾向の不調和、対人関係の不調和が強化され、その結果、「屈折点」を超えると、表象と論理を経験に適合させる能力がますます弱化する。そして他者との関係が引き裂かれ、内的矛盾と世界との矛盾との対決を避けるようになり、自閉が増大する。こうして全体的人格がスプリットし、自然の調和が失われる。

マンフレットは、基本症状を一次性症状である連想の障害に限定しないで、ブロイラーが二次性症状として仮定したところの現実関連、自閉に、より本質的な意味をあたえようとする。そしてスキゾフレニアの名称にも由来する、心的機能のスプリッティングに注目し、「自閉」

と「スプリット」はコインの両面のように、「一つの心理学的現象の二つの側面」として本質関係性をなしていると主張する。生活史的に準備され、状況的に誘発されるスプリッティングにより、次第に現実関連は失われ、現実とは迂遠な自我が生じてくる。

スキゾフレニア患者は、スプリットした世界と自閉的に折りあいをつけることによってコントロールしようとする。こうして自閉が防衛であるという側面が精神力動性に理解されるであろう。自閉においては、世界の出来事についての特有な「個人的」象徴があり、「了解の飛躍」によってスプリットしたもの、実行不可能なもの、さらには震撼させるものまでも了解することが可能になる。

マンフレットがいつも強調する言葉がある。それは患者と健常者に共通する人間的なものについてである。

健常者の場合にも、スキゾフレニアに類似した生活がその健康な生活と平行して、あるいはその背後に存在しているのと同様に、スキゾフレニア患者の場合にも、スキゾフレニアと平行してあるいはその背後に、依然として健康な生活が存在している。もっとも恐ろしい病的現象があらわれているときでも、同時に、患者のなかに驚くべき知的な活動と繊細で情感にとんだ感覚の徴候を観察することができる。

マンフレットは繰り返し語る。

スキゾフレニア患者へのもっとも大事な治療とは、健常者であればそうするように、みずからの能力を精一杯に発揮して、他の人たちとふたたび仲間になることができるようにと、再三再四求めることである。

スキゾフレニアの本質のなかには、自己－遮断が存在しているのみならず、自己－開示が特有な仕方で、しかも律儀な仕方で隠れているのであり、それゆえに患者の治療と介護への勇気を煽りたてられることになる。

ガエターノ・ベネデッティ

シャルフェッテルによれば、スイス精神医学にとって重要なことは、ブロイラーがさまざまな症状の精神力動的解釈に対して開放的であったことである。精神病理学的症状が、患者の生活史のなかで意味があると理解されてはじめて、心理的治療への出発点となる。それによって患者がいかに妄想を抱くようになり、いかなる生活史上の出来事が妄想の発展や幻聴の内容などに関係しているか、ということが理解できるようになる。それがユングの精神病の分析的精神療法となり、ベネデッティの精神分析的に方向づけられた精神療法、積極的個人精神療法につながる。

二十世紀のはじまりからブルクヘルツリにおいては、リハビリテーション療法、作業療法、運動・生理療法、芸術療法はいうにおよばず、精神分析的思考を治療に受けいれてきたのであり、それゆえベネデッティの精神分析的精神療法を受けいれる風土があった。

ベネデッティ、その人

ベネデッティは、一九二〇年七月七日、イタリア・シシリー島カタニアの外科医の息子として生まれる。当地の医学校を卒業。一九四七年、スイスに移りブルクヘルツリのマンフレット・ブロイラーの弟子となる。グスタフ・バリーに教育分析を受ける。一九五一年にアメリカに留学し、ジョン・ローゼンの直接分析を見聞する。

帰国後、マンフレットのすすめにより、スキゾフレニアの精神分析的精神療法にむかった。一九一三年チューリッヒおよびローマで教授資格取得、一九五六年バーゼル大学精神衛生・精神療法の教授に就任。その間、ミラノ精神分析研究所設立に参加し、イタリアでも活躍した。ドイツ精神分析協会名誉会員、アメリカ精神分析アカデミーのフェローでもある。

シシリー島出身であることが大きな誇りであり、家族の結びつきが強かった。ベネデッティからのクリスマスカードには、本人のみならず子どもから孫の動向までくわしく書かれていた。一九六一年脳外科手術を受けるが回復、それを契機に神経心理学の本を書いている。一九八五年退任し名誉教授。二〇一三年十二月二日、九十四歳で死去した。

筆者は、シャルフェッテルの紹介により、バーゼル大学外来クリニックでベネデッティにお会いした。それ以来、筆者にとってスキゾフレニアの精神療法の大きな羅針盤となった。困難な症例にぶつかるたびに、ベネデッティから贈られた著書や論文をひもといて治療への勇気をあたえられてきた。一九九八年の日本精神病理学会では、ベネデッティのスキゾフレニアに対する精神療法の鍵概念である移行主体について会長講演をさせていただいた。

ベネデッティの基本姿勢である。

患者は「隣人と–関係をもって–とどまらねば–ならない」という真っただなかで、患者は「隣人のほうに向けられて–存在する」ことが不可能になっている。

しかし、自閉のただなかにおいても、何かに向かおうとする動きがみられる。それに気づくには精神療法的に長くつきあわねばならない。

なぜスキゾフレニアの精神療法か

『実存的挑戦としての精神療法』（一九九二年）は、精神的に病める人たちに献呈されており、意識的精神現象と無意識的精神現象とのあいだ、想像的具象的思考と洞察的概念的思考とのあいだの相互作用としての精神病の精神療法が取りあげられている。

すべての精神療法は、了解することを目指すものであり、見かけ上了解できないものを心理学的なものにしようとするものであるのに対して、精神病理学は、その本性上、異常なものに限界を設定し、さまざまな症候群、状態像、精神疾患のあいだを可能な限り鮮明に、しかも普遍妥当なものとして区別しようとするものである。

精神病の精神療法は、症候群の限界を設定しようとする精神病理学のように特異的なものではない。なぜならば、精神病の精神療法とは、このような症候群を全般的に人間的であるとともに、万人に共通な問題に還元しようとするこころみである。

ベネデッティにとって、スキゾフレニアの精神療法は、あれこれあるなかの精神療法の一つではない。健常者は患者の病的な《人間の条件》の基本形態を通して、通常可能であるよりも深く、人間的状況について経験することができるのであり、これほど人格を深くおかす重大な精神病でありながら、しかも人間的な存在範疇を維持している病はない。

われわれが、なぜスキゾフレニアの精神療法に従事するのか、という問いに対する答えが、ここにある。それは患者のためであると同時に、われわれ自身の《人間の条件》についての意味を発見するための営為でもあるからである。

スプリットした世界に飛び込む

ベネデッティはマンフレット・ブロイラーの要請により、スキゾフレニア患者の精神分析的に方向づけられた精神療法を深化させることになる。「精神を分析する」代わりに、「精神を統合させる」方向へと変化させるために、自他混同化と転嫁症を通じて、治療者と患者の共演による患者との複数性のなかで、患者の精神病理が肯定的なものに変化することを目指そうとする。うまくいけば、精神病理が止揚される可能性が生まれる。

ベネデッティは、スキゾフレニアの症状を客観的に眺める代わりに、患者のスプリットした世界に飛び込み対話的関係にもたらそうとする。

二重の防衛機制

スキゾフレニアの防衛は、二重である。一方では、内的なスプリットした私的な象徴的な世界を創造しようとする試みとして自閉があり、他方では、否定的な自己の部分を外的世界へ投影することによって生じる迫害、被影響、受動化、疎外がある。このような防衛的態度によって、社会性には乏しいが、想像力のなかで壮大な世界をつくりあげる。このような世界は自己の価値をおとしめるような経験をみずから避けたいという要求と、他者との接触を空想のなかに見出そうとする要求とが合致している。

病気が軽快することとは、自己防衛の策を講じることが徐々に放棄されることでもある。

対話的肯定化

治療は、「精神病体験の肯定化」からはじまる。患者に再三再四にわたり肯定的な自己像を送り返し、増幅させ変転させることにより、治療者との同一化が生じる。

ある男性は、恐ろしそうに観察する医者の眼によって、催眠術をかけられ、疎外されているように感じていた。次の日、医者が、その患者についての夢をみる。自分を震撼させるような恐ろしい眼差しをしていたが、そのなかに自分を保護するような試みを感じる。この夢を患者に伝えることは、大きな作用を及ぼした。

患者とのシンメトリーの感情が呼びさまされ、治療者との非シンメトリーは、両数性の経験のなかで止揚されることになる。治療者と患者との同一化は、意識的関与なしに、患者に対する興味、患者との情動的接触にもとづいて生じることはめずらしくない。

前に進む精神病理

治療者は、精神病理現象を解釈して、それを理性的モデルに還元するのみならず、患者との同一化を通じて、精神病的な空間におもむいて、「そこから」前に向かって、すなわち治癒に向かって、より広い交流と自己の生成ができるように努力しなければならない。

この段階で重要な枠割を演じるのが、転嫁症と自他混同化という自我の病理である。ブロイラーが『早発性痴呆または精神分裂病群』のなかで述べているが、転嫁症とは、人格の一部がそこから離れ落ちて、他の人格に結びつけられることであり、患者の行為は「転嫁症的に」他の人物に転位される。それが今度は、自他混同化により、再びもとの人物のなかに取りこまれる。もちろん転嫁症の現象をともなわない自他混同化があってもかまわない。こうして患者は他人がおこなったり経験したりしていることを、自分がしていることのように体験する。

移行主体

移行主体は、ベネデッティのスキゾフレニアの精神療法における重要な概念である。移行主体とは「前に進む精神病理」においてみられるものであり、自他混同化と転嫁症から生じてくる。心理機制でいえば、転移と逆転移から、同一化と対抗同一化から、取り込みと投影から生じてくる。

これが精神病の対話的な空間における、展開の担い手となる、「幻影的主体」である。治療者の人格とも、患者の人格とも一致しないが、その両方から生じてくる。移行主体とは、患者と治療者とのあいだを媒介する自律的な精神的現実である。このような現象は、かならずしも精神病理学的なものではなく、発達段階にある幼児の母子関係においては、自然に生じるものである。早期幼児期の体験を、大人の視野から記述しようとすれば、すべて「転嫁症的であり」、それがもっとも激しいのが母親であり、乳児の世界を自分の感情と表象でみたそうとする。一方、母親は自他混同化の過程を通じて、子どもの人格的な特徴を受けとろうとする。このことなくして、世界は透徹することができない謎のままにとどまってしまう。

スキゾフレニア患者のなかに生じてくる、このような同一化の過程は、早期幼児期の新しいバージョンなのである。ここに、スキゾフレニアの精神病理における治療へのきっかけがある。このような発達の過程は、スキゾフレニア患者をふくめた、すべての人間によって共有されている。ハロルド・サールズは治療的共生にとって、もっとも本質的な現象であり、これを通過して新しい個別化のパターンに向かうと述べている。マルグリート・セシュエーは『分裂病少女の手記』(一九六九年)で、スキゾフレニアの少女に、自身を投影するような人形をあたえた。少女はそれにエゼキエルという名前をつける。そして人形と自分を混乱させながら、人々や事物は、別のものであるが、自分自身のものでもあるという過程をとおして、現実界に復帰することができた。これはきわめて原始的で魔術的な同化の機制であり、自我意識の完全な欠乏を前提としている。

ベネデッティは、早期幼児期にみられるこのような母子間の行動は、根源的なものであり、人間が自分と同じ者とはじめてむすんだ関係は、系統発生においても個体発生においても、抽象的なものではなく、精神運動的性質のものであると強調する。それゆえ、言葉でもはや語りかけることのできない精神病者とも、行動によってならば関係をもつことができるのである。

移行対象の治療体験

シリ・ハストヴェット『震えのある女』(二〇一一年)のなかで筆者の症例が紹介されている。

日本の大阪府に在住する精神科医人見一彦は「統合失調症の精神療法の二つの症例のおける移行対象について」という論文の中で、二人の統合失調症の患者について論じている。一人目の患者は三十代の女性で、思春期に発症して、これまで薬が効かなかった。医者が治療のために持ってきた人形を、患者はTと名づけた。すぐに、人形はこの女性にとって外界に存在する事物、もしくは分身の役割を果たしていることがわかった。ある時、患者が泣いていて、泣きやみそうになかったので、医者が「誰が泣いているの?」と尋ねてみたところ、彼女は「私よ」と答えた。「Tは?」「ああ、Tもときどき泣くことがあるわ」。人見によると、「彼女はしばらく困った様子でまばたきしていたけれど、それからこう叫んだ。『あっ、Tが泣き出した』。そのあと、患者はもう泣かなかった」。時が経つにつれて、Tはもっとたくさんの役割を果たすようになった。このドッペルゲンガーは、患者がぐっすり眠れるよう、想像上の襲撃者を追い払う夜警に当たった。この人形が床に落ちると、彼女のもう一人の自己が「痛いっ!」と叫んだ。あとになって、Tはこの女性が幼児期に退行するのに付き合うようになり、そこから戻ってきたとき、彼女は良くなっていた。

二人目の患者は、治療者の鏡像になった。医者がネクタイを直すのを見て、患者は「私は鏡です」と宣言した。それ以降のセッションでは毎回、彼は精神療法家のとりわけネクタイに注意を払って絵を描いたけれど、二、三ヶ月のうちにこのスケッチは変化して、どんどん患者自身に似るようになり、しまいには他人を描いたというより、自画像になっていた。この二つの話は、精神療法家や精神科の病棟で過ごしたことのある人にとっては、驚くに値しないだろう。これは、はざまの世界で起こった物語なのだ。

人見は「移行主体」という言葉を使って、ウイニコットの「移行対象」に言及している。ウイニコットにとって移行現象は、人間の経験の「中間領域」を指している。子供がよく「お気に入りの毛布」やクマのぬいぐるみ、おしゃぶりなどを持っていたがったり、親指をしゃぶったり、毎晩ベッドに入る前に同じ曲を聞きたがったりすることに、名前をつけて解釈したのはウイニコットだ。彼はまた、子供にとって移行対象は何か特別もの――母親の胸や身体やそこにいてくれること――の象徴だけれど、それが母と子とのあいだに実際にある物だということも、非常に重要であることがわかっていた。一人目の患者にとって人形は、脆い自己を投影したり、それを守ったりするためのもう一つの主体であるほどには、一個の物としての意味を持たなかった。治療が進むにつれて、人形はそれほど重要な役割を果たさなくなり、患者は医者と直接やりとりをするようになって、医者が彼女の母親になった。その一方で、男性の患者は自分自身の鏡像を見つけるために、治療者の鏡像になった。彼はしばらくのあいだ、医者の持っている安定性を借りていたのだ。

彼がネクタイに注目したことは、興味深い。なぜなら、ネクタイの上にある顔は、親密なやりとりをする場でもあるし、その人を認識するのにも、特定するのにも——これは二つの別々の過程だ——最も深く関わっているのは身体の部位でもあるからだ。私はあなたのことを知っている。あなたはフレッド（私は知っている人の手や足をどのくらい見分けられるものだろう。相当、熟知していなければならないはずだ）。内気でどうしようもない場合を除けば、私たちは人の顔、特に両目に向かって話をする。そこに、その人がいるような感じがするからだ。普通に会話しているときでさえ、二人の人間のあいだで起こっていることは簡単に数値化したり、測定したりできない。対話している二人のあいだでは、大部分がはっきりとは形にできないことが起きている。私たちはつねに表情を読んでいるし、無数の省察や、投影、感情転移、同一視などが、私たちの意識のさまざまなレベルで起こっている。

　人見の報告にある最初の症例では、患者と治療者は、人形を自己の移行対象として、患者のバラバラになったアイデンティティとたわむれるのに使うことができた。二番目の症例では、患者は、治療者を鏡として使っているうちに、だんだんそこに自己自身が反映されるようになった。どちらの症例でも、分身をつくることが治療への道を拓いた。「自己」を、それを表す物（人形）や人（治療者）としてよそ者にすることが、それを取り戻すのに役立ったのだ。

自我衰弱

ベネデッティは、ブロイラー学派の伝統を引き継ぎつつ、精神分析療法にもとづくスキゾフレニア論を展開するが、中心の病理は自我衰弱であり、自我統合化の不完全さにある。葛藤、衝動、知覚が、もはや人格の構成要素として体験することが困難になると、それを外在化し、投影的に実現しようとする。このようなスプリッティングにより、解決不能な葛藤についての心的エネルギーの著しい節約が可能になる反面、自我に同化され得ないものが意識のなかにもちこまれる。それがスキゾフレニアの症状である。

「他人が自分のことを笑っている」と信じるとき、この妄想観念と妄想知覚は、神経症におけるような自己蔑視の投影ではなく、慢性の自己蔑視により、知覚が自我の枠組みのなかに組織化され得なくなるまで、自己が変化したことによる。

スキゾフレニアの精神療法とは、自我衰弱をささえ、自我の統合化へむかうように配慮するということにつきる。統合不全の状態にある患者の潜在的な側面に注目し、それに積極的にはたらきかける。神経症における精神分析ではなく、ここでは精神統合が中心的テーマとなる。

精神病の形式と心理的内容との弁証法

ベネデッティは、オイゲン・ブロイラーの自然科学的に説明し得るような物質的一元論により了解しようとするのではなく、マンフレット・ブロイラーの精神力動論をさらに深化させて、スキゾフレニアを「精神病形式と心理的内容との弁証法」としてとらえようとする。

スプリッティングと自閉は、一方では精神病の形式であると同時に、心理的内容でもある。精神病の形式が一次的なもので、心理的内容は二次的なものか、それとも精神病という形式にいたらざるを得ないほど、心理的内容が病因性をもつのか。いかなる生活史的な資料も、二次的なものを一次的なものと取りかえてよいのか、という反駁をくつがえすことはできないであろう。同じように、神経生物学の進歩が、精神的なるもののなかに横たわっている人間の起源を明らかにすることができるのか、という反駁もくつがえすことはできないであろう。

スキゾフレニアにおいて、形式と内容は同時的な現象であり、自然科学的な因果性は、ただ部分領域においてのみ把握可能であり、心理的な了解可能性については、「物自体」ではなく、われわれが患者から遠ざかっているのか、近づいているのか、という指標にもとづくものであると仮定するのが、妥当なのではないだろうかと述べている。

ヤコブ・ブルクハルト賞

ベネデッティは、『創造的なるものの精神医学的側面と精神医学の創造的側面』（一九七五年）により、一九八一年度「ヤコブ・ブルクハルト賞」を受賞している。人文科学の領域で功績のある人物にあたえられる賞が、はじめて精神科医にあたえられた。

ベネデッティは、了解しようとする医者、不断の研究者、隣人として助力する精神療法家であり、人間的なるものに義務を負い、精神的に病める者をみずからに引き受ける人であり、精神的限界状況においても、人間的実存の特別な開示としての創造的能力が生じることを芸術家的感覚で明らかにした人である、と評価されたことによる。

受賞講演の終わり近くに彼が言った言葉である。

わたしたちは、健常者として人間的現存在の中心に生きており、愛すること、与えること、了解することのすべての意味を知っているが、患者は、限界状況を生きており、これらが不可能な状況であるが、それゆえにこそ、奇怪さと欠乏と疎外を通じて、人が忘れさっているような事物の本質の何かについて語るのである。人間の運命に聡明に耳を傾けている精神科医が、苦悩する患者に長期にわたり精神療法的援助を続けていると、苦悩の因果律的根柢のかたわらに創造的次元を発見することができる。

以下の言葉で講演が終わる。

われわれは、まさに患者の象徴をとおして、われわれ自身になるのであり、われわれは、患者にわれわれの感動を通じて、あの人間性を失わせる患者に欠如している、隣人としての次元をあたえるのである。われわれは、患者と経験の断片的な本質を分かちあいながら、他方では、われわれは、まさに患者をかならずしも臨床的成果をもたらすような治療方法に組みいれることができない場合においてこそ、出会いが有効であることを発見するのである。

クリスチャン・シャルフェッテル

シャルフェッテルにとって、スキゾフレニアの精神病理症状は、けっして個別的要素とみなされるべきものではなく、患者の人格とその伝記から立ちあらわれてくるべきものである。シャルフェッテルは、「スプリッティング」という心理学的概念を細分化し、自我の防衛という機能理論によって、患者の体験と行動を解釈しようとする。スキゾフレニアの症状を、自我の非統合の驚異にさらされた人格の全体的反応としてとらえる。

シャルフェッテル、その人

シャルフェッテルは、一九三六年十月三日オーストリア、インスブルックで誕生。一九六〇年インスブルック大学医学部を卒業、学位を取得。各地での研修をへて、一九六三年スイス、チューリッヒ大学脳神経外科を訪れる。そこからチューリッヒ大学精神科附属精神科病院ブルクヘルツリで開かれているコロキウムに参加することになる。

一九六七年、マンフレット・ブロイラーのすすめにより、ブルクヘルツリの助手となる。スイスに移住し、スイス国籍をとる。一九六九年、ユーレス・アングスト教授の研究部門に移り、一九七二年に教授資格を得る。翌年助教授となり、心理士のための精神病理学の講義を担当。ここでの講義が評価され『精神病理学総論』（一九七六年）を出版、ヨーロッパ五ヵ国語に翻訳され版を重ねる。

一九七八年、チューリッヒ大学精神科教授に任命され、精神病理学を担当。ブルクヘルツリに足を踏み入れてから三十二年後の一九九九年、退官し名誉教授となる。二〇一二年十一月二十五日、七十六歳で死去した。

シャルフェッテルは、スイスという土地になじみ、多くの論文をスイスの精神医学誌に発表し、多くのドイツ語の著書を書いた。『スキゾフレニアを病む人間』(一九八六年)では、自我意識障害を中心に、診断、治療、経過までを包括的に論じ、『精神科医は人間について何を知っているのか』(二〇〇〇年)では、精神病理学は魂のアトリエに眼差しを向け、病者の生々しい体験を通して、「わたしも同じように人間なのか」という問いかけに答えようとする。『精神病理学』(二〇〇八年)では、スキゾフレニアの解離性スペクトルへの回帰について論じている。

その他、『共生精神病』(一九七〇年)では、スキゾフレニア様感応精神病について、その臨床像、精神病理、遺伝からはじまり、精神分析的、司法精神医学的見地まで包括的に考察。『魂の道とその危険』(一九九七年)では、瞑想からカルトにいたるスピリチュアルな危機を論じ、『妄想』(二〇〇三年)では、妄想を自己像および世界像というスペクトルから考察し、『解離・スプリット・崩壊』(一九九九年)では、神経症、ボーダーラインからスキゾフレニアにいたる解離現象のスペクトルを論じている。

『自我をなくした人生：生きているの―死んでいるの』(二〇〇六年)では、スキゾフレニア患者の作品をとおして実存を奪われた苦悩をあつかい、『恍惚―節度』(二〇〇八年)では、恍惚、トランス、憑依における自我意識の病理を多元的に論じている。『生の苦悩から精神疾患へ』(二〇〇九年)では、精神疾患の症候群「連合」から多重障害タイプとしての「解離」への足跡を辿っている。

最後の著書は、『精神病理学と治療における挫折』（二〇一二年）であった。シャルフェッテルにとって、精神病理学とは、薬物療法的、精神療法的、心理社会的治療戦略を立てるための基本構想を提供すべきものでなければならない。今日の精神科治療に求められるのは、このような精神病理学の復活ではないであろうか。

シャルフェッテルとの出会いは、一九七八年、スイス精神医学雑誌にベネデッティとの共著論文「分裂病性自我障害の身体に方向づけられた治療」を見出したことにはじまる。是非見学したいと手紙を出して、一九八〇年ブルクヘルツリを訪問した。シャルフェッテルには、日本精神病理学会で「スキゾフレニアの自我精神病理学」について特別講演をしていただいた。精力的に著書を発表され、その都度いただいたが、返事が遅れると、「どうしているのか」という問い合わせの便りがきた。

亡くなる前年、ユング心理学勉強のためにチューリッヒ滞在中の娘からメールが届いた。停留所で先生にお会いしたが、あまりに痩せられているのに驚いて尋ねたところ、胆管癌と診断され、余命数ヵ月ということであった。手紙で問い合わせると、シャルフェッテルは、癌の痛みと苦痛に対して、ヨガとメディテーションを実践しているという返事が返ってきた。先生は、しばしばインドを訪問されており、インド哲学、東洋思想、仏教思想にも造詣が深く、それらの経験から単なる言語による精神療法を超えて、身体に方向づけられた精神療法を目指されていた。菜食主義者でもあるが、それもインド滞在の影響である。

『精神病理学の足跡を訪ねて』(二〇一一年)巻末には、「朝に道を聞かば、夕に死すとも可なり」の格言とともに「途次での足跡」という付録がついている。これまでに旅をされた、砂漠地帯、北アメリカ、インド、スペインなどのスケッチがおさめられている。日本では、仁和寺、空也上人、京都国立美術館の仏像、奈良の仏閣の風景とともに、見慣れた二枚のスケッチがあった。筆者の京都の実家の庭の風景である。特別講演のあと実家に泊ってもらった。早朝から散策されていたが、庭をスケッチされていたとは思いもかけなかった。娘と一緒に高野山に参られ、奈良にも出かけられた。

大都会のホテルは苦痛であり、森と空気のきれいなスイスに帰りたいと繰り返され、静かな田舎の空気に触れて元気になったと言っておられた。遺言により、遺骨はスイスの土地に散骨されたという。

自我意識の精神病理と治療

シャルフェッテルは、スキゾフレニア患者の自己陳述のなかから抽出したものに、ハインロート以来一世紀以上も馴染んでいる、人格の病理についてのさまざまな表現を参考にして、自我−意識障害を五つの次元に細分化している。

「自我－生命性」とは、自己が生けるものとして、自明的に存在するという体験であり、それが障害されると、生気的な麻痺に対抗して、生命性を確信しようとして緊張病性徴候となり、体系化されると、没落妄想、疾病妄想、虚無妄想、世界没落妄想に発展する。

「自我－活動性」とは、自己がすべての求心的・遠心的活動、知覚、感情、情動、行動、意志などの自力的な行為者であり、監督者であるという意識と確信であり、これが障害されると、昏迷、無言症となり、活動性の欠如に対して、みずから抵抗しようとして常同症、反響言語、反響動作、蝋屈症が生じる。作為されていると感じると、被影響妄想となる。

「自我－単一性」とは、自己が単一であり、一つの全体をなしているという意識と確信。一人の人間の感情のなかに、たとえ矛盾したもの、分裂したもの、両義的な傾向が実感される場合でも、自己が単一の分割され得ない個体であるという意識と確信であり、これが障害されると、身体の見当識の喪失となり、妄想的に自己解釈されると、没落、善い力と悪い力、天国と地獄に引き裂かれるなどとなる。自我の部分的な独立性がたもたれていると、二重化妄想や自我の多重性になる。

「自我－境界性」とは、自我と非自我の区別。自己の環境のあいだに境界をたて、同時に監督する能力。健康者では、この境界は浸透的であるがゆえに、自我と非自我の相対を可能にするものであり、これが障害されると、自閉的世界への閉じこもりを引きおこし、被影響妄想を生じ、あるいは自他混同化や転嫁症を生じる。

「自我–同一性」とは、人生行路のさまざまな伝記的配置のなかで、自己自身であるという同一性と連続性の意識であり、これが障害されると、軽症では離人症となり、重症になると、「私はわたし自身である」という確信が消失する。新しいさまざまな同一性に変化し、固有の生活史の妄想的改変が生じる。

シャルフェッテルは、これら五つの次元に加えて、過代償、身体体験、思考過程、精神運動性行動の合計五十三項目からなる「自我病理評価尺度」を作成し、五つの次元の質問項目と、実際に評価された自我精神病理のマトリックスとが高い相関のあることを実証している。この自我病理評価尺度は重症の自我／自己体験の評価手段として有効である。

これらの精神病理の程度に応じて、薬物療法、精神療法、作業療法などと併用しながら、マッサージ、電気治療、呼吸療法のような受動的方法から、機能的脱緊張、自律訓練法、集中的運動療法、バイオフィードバックなどの脱緊張法、ハタ・ヨガのような瞑想鍛錬法などの受動的–能動的方法、さらに生体エネルギー法、人智学、舞踏療法、感情実践法、そして体操、スポーツなどの能動的方法にわたる、いわゆる生理・運動療法をおこなうことにより、心身両面にわたり治療を目指そうとする。

解離性障害としてのスキゾフレニア

シャルフェッテルは『精神病理学』で、スプリッティングと解離の概念について検討しているので、紹介したい。オイゲン・ブロイラーはクレペリンの早発性痴呆をスキゾフレニアと命名したが、これは当時、優勢であった連想心理学の思考モデルに由来している。その先行概念としては、心的なもの、精神的なものは、要素の合成物として表象されるというイギリス経験論にもとづくヨハン・フリードリッヒ・ヘルバルトの要素心理学がある。ここで取りあげられている解離は、ブロイラーのスキゾフレニアの中心的概念である、連想の障害、中断、スプリッティングそのものであると指摘している。

ブロイラーは、一八八四年ベルネーム学派について記載し、三年後にはみずからの催眠体験を報告し、そこでピエール・ジャネに触れている。一八九四年「心理学的基礎概念の自然科学的考察の試み」のなかで、解離および人格を形成する追憶像をともなう力動的コンプレックスの連想について論じている。

一九〇二年「早発性痴呆」においても、解離という用語はもちいていないが、解離モデルを取りいれている。

あらゆる早発性痴呆の症例は、感情の明確な変化および思考の連想における明確な変化によって特徴づけることができる。このような変化はこの疾患に特有なものであり、その他のいかなる精神疾患においても決して出会うことはない。

早発性痴呆における観念の連想は、一方においては、知的な結合が不規則にあちこちで中断されるという仕方で障害される。他方においては、さまざまな思考とともに、それらと先行する思考との連結が、部分的あるいは全体的に追跡不可能なものになる。

一九〇六年「意識と連合」のなかで、ブロイラーはジャネの無意識的過程の実験的研究を参照して、「無意識の分離」、人格のスプリッティングについて述べている。ユングの『分裂病の心理』（一九八四年）は、早発性痴呆とヒステリーにおける、感情的に強調されたコンプレックスを探索する試みであり、ここでは連合／解離という思考モデルが議論されている。クレペリンの早発性痴呆のみならず、フロイトの「神経精神病」あるいはヒステリーのような多形性精神病理の解釈についても、当時、いかに解離モデルがもちいられていたかは明白である。ユングは、ヒステリーと早発性痴呆の精神病理の多くが相応しており、いずれも心理学的基礎として「自律的」なコンプレックスがあるとした。

こうしてブロイラーは、早発性痴呆をヒステリーから区別するために、特に思考における連想の障害に注目して、スキゾフレニアという名称をもちいたのであり、一九一一年『早発性痴呆または精神分裂病群』において、「わたしは早発性痴呆をスキゾフレニアとよぶ。その理由は、さまざまな精神的機能のスプリッティングが、そのもっとも重要な特性である」とした。

今日、解離性同一性障害とよばれている現象とスキゾフレニアの症状学との合流が語られている。ヒステリーのスペクトルは、スキゾフレニアでも生じる。ブロイラーによれば、発作、振戦、運動性の障害、衒奇症、もうろう状態、恍惚、ガンザー症状、遁走、放浪エピソードなどのヒステリー症状、あるいは神経衰弱症状も、スキゾフレニアと疎遠ではない。ヒステリー症状も、スキゾフレニアの基盤のうえに生じる可能性を指摘している。さらにスプリッティングについても、診断特異的なものではない。人格性にかかわる系統的スプリッティングは、ヒステリー患者など多くの精神病的状態でもみられる。スプリッティングは、つねにコンプレックスと関係している。コンプレックスは自我と結びついており、コンプレックスに一致して、人格をスプリットさせる。このように解離は、健康なものから病気まで連続していると解釈される。

シャルフェッテルによれば、ブロイラー以後の精神医学史のなかで、しだいに身体に基礎づけられた自然科学的な疾患概念が支配的になり、症状の解釈としての解離モデルは現実的でなくなり、スキゾフレニアにみられる自我の障害を、解離性障害スペクトルとして解釈する余地がなくなってしまった。

解離のインフレ

しかし、二十世紀の終わりから、自我の在り方に変化が生じてきた、とシャルフェッテルは指摘する。統一的で、内面にいたるまで単一的で、変化することなく同一であるという人格、このように高く掲げられた理想像に人間はもはや近づくことができなくなってきた。

カレイドスコープのように変化し、光と影がおりなし、蛇の鱗のように変化する、生々しい多くの顔をもった多様な人格が、「健康で」「正常である」と受けとられる時代になった。「わたしはわたしである」という自我意識が、同時に、異質な不統一的なものをふくむ場合に、解離がインフレ的に使用されることになる。

実際、このような思考モデルがアメリカで台頭した。個人診療所や特定の病院の解離の専門家たちにより、その平易な解明と経験的–標準化により、解離のテーマは雑誌と論文の洪水になった。新参者が、解離について興奮するなかで、特定の観察を解釈するための手段となり、それ自体が観察可能なものではないということが、忘れ去られてしまった。

境界性障害、多重人格、外傷後ストレス障害、覚醒意識をともなうさまざまな物質体験は、すべて解離性障害へと流れ込み、伝統的診断学は色褪せて問う価値のないアーチファクトにされてしまった。

スキゾフレニアの解離性障害スペクトルへの回帰

シャルフェッテルは、スキゾフレニアとして診断される相当な部分が解離性スキゾフレニアであるという研究報告を取りあげている。それらでは、夢、陽性症状、うつ状態、嗜癖、自傷行為、不安、恐怖症、強迫などが多く認められ、薬物への反応はよくないが、精神療法によく反応するとされる。非解離性スキゾフレニアにみられるような思考の崩壊、会話の崩壊、陰性症状などはほとんど認められない。

シャルフェッテルは、これが意味することは、解離性障害としての領域へのスキゾフレニアの回帰ではないのか、と感慨を述べている。解離性スキゾフレニアとは、オイゲン・ブロイラーが解明しようと努力したスキゾフレニアの症状そのものであり、非解離性スキゾフレニアとは、クレペリンの早発性痴呆の定義そのものではないのか。このようになった背景には、ブロイラーのスキゾフレニア症状学が、クレペリン・シュナイダー診断学にもとづくアメリカ精神医学会の最新診断基準のなかで失われてしまったことと無関係ではないであろう。一世紀をへて、スキゾフレニアをめぐる症状学の中心的テーマが復活してきた。

シャルフェッテルは、チューリッヒ学派の伝統を引きつぎつつ、自我精神病理学の立場から、スキゾフレニア症候群の体験の核としての自我意識の病理は、解離性障害の特別な形態とみなされるべきものであると見解を述べている。しかし、解離性同一性障害においては、優位な部分自我をともなっているか、それぞれの自己のあいだに相互作用があるか、潜在しているものと顕在化しているものが、不安定か持続的であるか、あるいは変化した状態に対する主人格の記憶がたもたれているかどうかが問題となるものの、部分的自己、下位自己、下位人格については、それでも同一化可能な「ゲシュタルト」は存続している。

これに対して、スキゾフレニアにおいては、解離した自我は断片化しており、解離性障害のスペクトルに近づいたとしても、なお量的、質的変異がみられると主張している。

シャルフェッテルは、解離モデルが拡大診断へとつながることへの批判を留保しながらも、解離性同一性障害の病理とスキゾフレニアの病理という二つの群のあいだには、移行と交叉が仮定されるとしている。

あとがき

一九八〇年十月の最終週よりはじまるブルクヘルツリの冬学期に参加したことから、わたしの精神病の臨床、スキゾフレニアの臨床ははじまった。わたしがスイス精神医学に興味を引かれたきっかけは、学園紛争の余波が続いていた一九六九年、神戸大学精神神経科学教室の講師であった岡田幸夫先生（近畿大学初代教授）と三好郁夫先生がはじめられたゼミナールに参加したことにはじまる。岡田先生は学園紛争からの新しい出発点を模索すべく、精神医療における技術批判を続けながら、内因性精神病理解のための発達的観点を探ろうとされており、三好先生はメダルト・ボスの『心身医学入門』をはじめとする現存在分析の著書を翻訳され、それを精力的に紹介されていた。

そんな時、スイス精神医学誌の中にシャルフェッテル教授とベネデッティ教授の共著論文「身体に方向づけられた分裂病性自我障害の治療」という論文を見出し、その「身体」という言葉に強く引きつけられ、シャルフェッテル教授に見学したいという手紙を出したところ、早速、ブルクヘルツリの職員宿舎を手配していただき、「ブルクヘルツリの冬学期」となった。

わたしのブルクヘルツリへの関心は現存在分析からはじまったが、ブルクヘルツリを訪問することにより、オイゲン・ブロイラーからマンフレット・ブロイラーへと引き継がれてきたスキゾフレニア論をはじめとする精神医学の大きな流れに接するとともに、ブルクヘルツリから出発し、あるいはそこに足を踏み入れた偉大な精神科医たちの活動と影響に触れて圧倒させられた。ブルクヘルツリの図書館の壁にはそれらの人たちの写真がところせましと飾られていた。かってブルクヘルツリはまさに世界の精神医学の十字路であり、その中心に「ブロイラー学派」があった。

キンドラーは「ブロイラー学派」のなかで、スキゾフレニアについて、多くの見解がなされているが、今なお精神医学における「デルフォイの神託がふさわしい」と述べている。

ソクラテスはデルフォイの神殿にしるされた、「汝自身の分限をわきまえよ」という古語を、「汝自身を知れ」という意味に深めて、これを標語にした。みずから「何も知らない者である」という立場にたってはじめて、真実に心理探究の旅に出発することができる。精神医学に携わる者はこの神託を忘れてはならないと戒めている。先人たちはこのようにしてスキゾフレニアの探求に向かっていった。

当時、シャルフェッテルは精神病理学が治療実践から離れ、あまりに思弁的・哲学的傾向に流れることに警鐘を鳴らすとともに、その反動として、精神科医の関心が生物学的研究方向へと向かうことを危惧していた。シャルフェッテルは「精神病理学とは第一に患者の治療の基本をなすものである。それゆえ、何か新しい精神病理学を学んだならば、その次に診察する患者の治療からすぐに役立たねば意味がない」と主張するとともに、「見失ってはならないのは、治療者は精神病理学によって謙虚さと自己反省を訓練される。これが患者に対する治療者の態度の本質要素なのである」と強調していた。

以来、わたしは「ブロイラー学派」の精神医学を知って頂きたいという思いから、いろいろ書かせていただいた。特にマンフレット・ブロイラー教授、ベネデッティ教授、シャルフェッテル教授には直接お手紙を差しあげてご教授を願ったり、文献を送ってもらったり、著書を頂いたりした。いずれもお亡くなりになり寂しくなってしまった。しかし、それぞれのスキゾフレニアの精神病理学、精神療法の教えは不滅の価値を有しているものと信じている。

主要参考文献

エルヴィン・アッカークネヒト『ヨーロッパ臨床精神医学史』石川清・宇野正人訳、医学書院（一九六二）
オイゲン・ブロイラー『早発性痴呆または精神分裂病群』飯田真・下坂幸三・保崎秀夫他訳、医学書院（一九七四）
オイゲン・ブロイラー『精神医学書Ⅰ 内因性精神障害と心因性精神障害』切替辰哉訳、中央洋書出版（一九八八）
オイゲン・ブロイラー『精神医学書Ⅰ 精神医学総論』切替辰哉訳、中央洋書出版（一九九〇）
オイゲン・ブロイラー『精神分裂病の概念――精神医学論文集』人見一彦監訳、学樹出版（一九九八）
ガエターノ・ベネデッティ『臨床精神療法』小久保亨郎・石福恒雄訳、みすず書房（一九六八）
カール・グスタフ・ユング『分裂病の心理』安田一郎訳、青土社（一九八四）
カール・ヤスパース『精神病理学原論』西丸四方訳、みすず書房（一九七一）
グレゴリ・ジルボーク『医学的心理学史』神谷美恵子訳、みすず書房（一九七三）
シリ・ハストヴェット『震えのある女』上田麻由子訳、白水社（二〇一一）
ハンス・トリュープ『出会いによる精神療法』宮本忠雄訳、牧書店（一九六五）
マルガリート・セシュエー『分裂病少女の手記』村上仁・平野恵訳、みすず書房（一九六九）
メダルト・ボス『精神分析と現存在分析』笠原嘉・三好郁男訳、みすず書房（一九七〇）
ユージェーヌ・ミンコフスキー『生きられる時間1』中江育生・清水誠訳、みすず書房（一九七二）
リヒャルト・ヴィッサー編『ハイデッガーは語る』川原栄峰訳、理想社（一九七三）

ルドヴィッヒ・ビンスワンガー『現象学的人間学』荻野恒一・宮本忠雄・木村敏訳、みすず書房（一九六九）
ルドヴィッヒ・ビンスワンガー『フロイトへの道』竹内直治・竹内光子訳、岩崎学術出版（一九六九）
『チューリッヒ 予兆の十字路』「Ⅳチューリッヒダダ」土肥美夫編、国書刊行会（一九八六）
『ニジンスキーの手記』鈴木晶訳、新書館（一九九八）
『フロイト／ユング往復書簡集〈上〉』W・マグアイア編、平田武靖訳、誠信書房（一九七九）
『フロイト／ユング往復書簡集〈下〉』W・マグアイア編、平田武靖訳、誠信書房（一九八七）
大熊輝雄『現代臨床精神医学』金原出版（二〇〇五）
呉秀三『精神病学集要下』創造印刷（一九七四）
呉秀三・樫田五郎『精神病者私宅監置の実況及び其統計的観察』創造印刷（一九七三）
人見一彦『ブロイラー分裂病論入門』世界保健通信社（一九八二）
人見一彦『チューリッヒ学派の分裂病論』金剛出版（一九八六）
人見一彦『分裂病概念の源流』金原出版（一九九七）

Christian Scharfetter: Eugen Bleuler, Polyphrenie und Schizophrenie.vdf 2006
Christian Scharfetter: Psychopathologie.Verlag Wissenschaft & Praxis 2008
Christian Scarfetter: Recht- und Andersgaubige, Briefe von Gaupp und Kretschmer an Eugen Bleuler.Fortschr. Neurol. Psychiat. 67(1999)143-146
Gaetano Benedetti: Todeslandschaften der Seele.Verlag für Medizinische Psycologie, Göttingen 1983
Gaetano Benedetti: Psychiatrische Aspekte des Schöpferischen und schöpferische Aspekte der Psychiatrie.Vandenhoeck & Ruprecht, Göttingen 1975
Gaetano Benedetti: Psychotherapie als existentielle Herausfforderung.Vandenhoeck & Ruprecht, Göttingen 1992

主要参考文献

Hundert Jahre Kantonale Psychiatrische Universitäts-Klinik Burghölzli Zürich

Hermut Kindler: Die Schule Bleuler. In; Die Psychologie des20 Jahrhundert, X; Ergebnisse fürMedizin(2). Kindler, Zürich1980

Manfred Bleuler: The Schizophrenic Disorders.Long-term Patient and Family Studies.Yale University Press 1978

Manfred Bleuler: Beiträge zur Schizophrenielehre der Zürcher Psychiatrische Universitätsklinik Burghölzli (1902-1971). Wissenschaftliche Buchgesellschaft Darmstadt 1979

人見一彦（ひとみ・かずひこ）

1940年京都府生まれ。近畿大学名誉教授。近畿大学医学部精神神経科学教室主任教授、近畿大学日本橋診療所長、近畿大学臨床心理センター長、近畿大学国際人文科学研究所長などを歴任。精神医学・精神病理学に関する専門書、一般書多数。小社既刊『Hitomi Kazuhiko Essays I こころの読み方』(2017) がある。